危険ドラッグ問題の表と裏

～学生に知ってほしいこれからの薬物乱用防止について～

加藤 哲太・北垣 邦彦・嶋根 卓也
益山 光一・松田 勉・安田 一郎
［著］

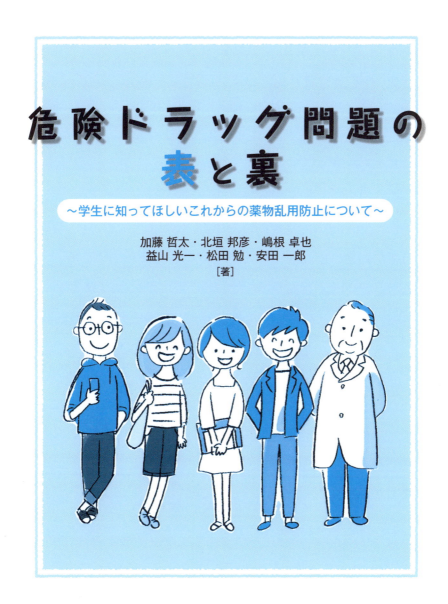

薬事日報社

まえがき

　平成26年に東京都池袋で危険ドラッグを吸引した男性が起こした自動車暴走事故をはじめ、危険ドラッグが関わる悲惨な事故や事件が様々なメディアで取り上げられ、多くの人の関心を集める社会的な問題となりました。危険ドラッグについては、国を挙げての取り組みにより平成27年以降その広がりが抑えられています。しかし、著名人やアスリートが覚せい剤事犯で検挙されたり、危険ドラッグ以外にも多様化する薬物の乱用が新たな社会問題を引き起こしたりしており、薬物乱用問題に本当の意味での終焉はまだ訪れていません。

　麻薬や大麻といったような依存性のある薬物は、昔から社会的に問題となることが多く、その対応には苦慮してきた歴史があります。アヘン戦争などの歴史的な出来事もその苦慮の一環といえます。一方で、麻薬は医療に必須な医薬品であり、がん性疼痛に代表される患者の痛みを和らげ、QOLの向上を目指す上で不可欠なものです。薬学部ではこのような取り扱いや管理に注意が必要な薬物等について学んでいきます。

　本書は、入学したばかりの大学生が我が国における薬物乱用問題について疑問に思った内容を、様々な立場や専門性を持った先生の講義を通じて学んでいくという流れで、危険ドラッグの問題点や薬物乱用に関する正しい知識を集積していく形式をとっています。大学1年生向けの講義としていますので、一般の方でもわかりやすく読んでいただけると思います。また、薬学生の皆さんが読まれる場合は、単に読んでわかったというだけではなく、世の中で起きている薬物乱用は単に快楽等を求めて使用する人だけの問題ではないことを理解し、そうした乱用を防ぐために薬剤師に何ができるのかをしっかり考えていくきっかけとしてもらいたいです。

　なお、講義を文章化したり、事実関係をそのまま収載していたりするため、実際に大学で行われる講義とはかなり違ってくる点があります。さらには、例えば、麻薬についても薬物の特徴や規制など複数の観点から解説することがあり、内容に重複が生じることがありますので、ご留意ください。

危険ドラッグ問題の表と裏
～学生に知ってほしいこれからの薬物乱用防止について～
目　次

まえがき ………………………………………………………………… 1

～「ダメ。ゼッタイ。」だけで大丈夫？～ ………………………… 7

第1章　大学生のためのわかりやすい薬物乱用の話 ………… 11

1. 薬物乱用とは ……………………………………………………… 13
2. どのような薬物が乱用されているのか ……………………… 14
　　1) 大麻 ………………………………………………………… 14
　　2) 覚せい剤 …………………………………………………… 14
　　3) 有機溶剤 …………………………………………………… 15
　　4) MDMA ……………………………………………………… 16
　　5) 危険ドラッグ ……………………………………………… 16
　　6) 医薬品乱用 ………………………………………………… 18
3. 薬物乱用の広がり ………………………………………………… 19
　　1) 一般住民における薬物乱用状況 ………………………… 19
　　2) 青少年における薬物乱用状況 …………………………… 21
　　3) 非薬物汚染国ニッポン …………………………………… 23
4. 乱用を繰り返すとどうなるのか ……………………………… 24
5. 時代は「使っても捕まらない物質」へ ……………………… 25
　　1) 薬物依存の新たなトレンド ……………………………… 25
　　2) 司法モデルから医療モデルへ …………………………… 27
6. 若者が薬物を使う理由 …………………………………………… 27
　　1) みんな使っているから …………………………………… 28
　　2) 気分を変えたいから ……………………………………… 30
7. 処方薬乱用と薬剤師 ……………………………………………… 31

1）過量服薬と自殺 …………………………………… 31
　　2）ゲートキーパーとしての薬剤師 …………………… 32
　　3）傾聴から始まる患者のサポート …………………… 34
　8. 薬物乱用・依存に対するサポート …………………… 36
　　1）精神保健福祉センター ……………………………… 36
　　2）保健所 ………………………………………………… 36
　　3）精神科医療施設 ……………………………………… 37
　　4）ダルク ………………………………………………… 39
　9. おわりに ………………………………………………… 40
　Breaktime ……………………………………………………… 44

第2章　危険ドラッグへの取り組みと法制度 …………… 47

　1. 最近の危険ドラッグの特徴 …………………………… 48
　2. 危険ドラッグの有害性とヒトへの作用の変化 ……… 49
　3. 治療の難しさ …………………………………………… 51
　4. 危険ドラッグの分析 …………………………………… 52
　5. 危険ドラッグ及び薬物乱用に関する薬剤師の取り組み（日本薬剤師会の活動から） ……………………………………… 53
　6. 総理指示（いわゆる「脱法ドラッグ」に関して） … 55
　7. 危険ドラッグの根絶のための緊急対策 ……………… 56
　8. 最近の危険ドラッグ取り締まりの経緯 ……………… 61
　9. 指定制度導入及び指定の加速化 ……………………… 63
　10. さらなる取り締まりの強化 …………………………… 65
　11. もっと早くから徹底的な対策はできなかったのか … 66
　Breaktime ……………………………………………………… 69

第3章　乱用薬物の規制と取り締まり ……………………… 71

　1. 法規制の対象となっている薬物とは ………………… 72
　　1）麻薬 …………………………………………………… 74
　　2）向精神薬 ……………………………………………… 76

3）大麻 …………………………………………………………… 76
　　4）覚せい剤 ……………………………………………………… 77
　　5）指定薬物 ……………………………………………………… 78
　　6）トルエン、シンナー等の有機溶剤 ………………………… 78
2. 我が国の薬物乱用及び規制の歴史 ……………………………… 78
　　1）アヘン戦争から第二次世界大戦まで ……………………… 78
　　2）第二次世界大戦以降 ………………………………………… 79
　　3）各国の薬物乱用状況 ………………………………………… 84
3. 薬物事犯の取り締まり …………………………………………… 85
4. 麻薬等の正規利用 ………………………………………………… 87
　　1）正規利用薬物の監視 ………………………………………… 87
　　2）医療用麻薬の適正使用の推進 ……………………………… 87
Breaktime …………………………………………………………… 90

第4章　我が国の薬物乱用防止教育 ……………………… 91

1. 青少年による薬物乱用の現状 …………………………………… 92
　　1）我が国の薬物乱用対策 ……………………………………… 92
　　2）青少年による薬物乱用の現状に対する政府の認識 ……… 94
　　3）青少年による薬物乱用の現状 ……………………………… 96
2. 学校における薬物乱用防止教育の枠組 ………………………… 101
　　1）小・中・高等学校における薬物乱用防止教育の枠組 …… 101
　　2）専門家が児童生徒に行う薬物乱用防止教育（薬物乱用防止教室）
　　　 …………………………………………………………………… 102
3. これからの薬物乱用防止教育の考え方 ………………………… 105
　　1）薬物乱用等による依存症患者の治療現場からの提言 …… 105
　　2）これからの学校における薬物乱用防止教育 ……………… 107
Breaktime …………………………………………………………… 110

第5章　薬物乱用防止教育の新たな試み
　　　　（小・中・高校生への薬物乱用防止教育）……… 111

1．教材の組み立て ……………………………………………… 114
　　1）薬物の危険性・違法性 ……………………………… 114
　　2）的確な判断力・断り方 ……………………………… 114
　　3）自己肯定感 …………………………………………… 116
　　4）薬物から自分を守るために ………………………… 119
2．アンケート結果 …………………………………………… 120
　　1）小学校・授業メモ …………………………………… 120
　　2）小学校・自由記述の感想文 ………………………… 122
　　3）中学校感想文 ………………………………………… 123
3．学校全体での取り組み …………………………………… 128
4．授業を実施してみて ……………………………………… 129
Breaktime ……………………………………………………… 130

あとがき ……………………………………………………… 132

執筆者一覧 …………………………………………………… 133

　別添　違法ドラッグ（いわゆる脱法ドラッグ）対策のあり方について
（提言）………………………………………………………… 134

～「ダメ。ゼッタイ。」だけで大丈夫？～

　多くの大学で行われているように、ここＴ薬科大学においても一人の教員に数名から十数名の学生が割り振られ、大学生活について相談に乗るアドバイザーの役割が与えられています。
　入学式が終わってしばらくして、新入生４名がアドバイザーの先生と初めての顔合わせにやって来ました。

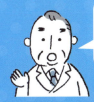

これから大学生として注意するべきことを理解しましたか？

  しました！

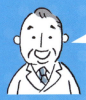

それじゃ、これも参考に渡しておきましょう。文部科学省・厚生労働省・警察庁・内閣府が大学新入生向けに作成したパンフレットです。

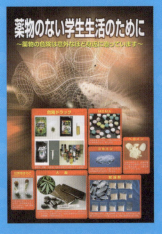

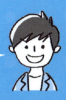

先生、薬学生となった僕たちに、こんなパンフレット要りませんよ。

頼もしい発言だね。しかし、薬学生といってもまだ入学したばかりだからなぁ。それに、高校を卒業して大学に入学したばかりという社会環境の変化もあって、いろいろ不安定な時期だったりもするでしょう。気が緩みがちな時期だから、不安要素はいくつもあるよね。

でも、みんな大丈夫ですよ。危険ドラッグとかに手を出すようなことはありませんよ。「ダメ。ゼッタイ。」ですよね。

「ダメ。ゼッタイ。」それはそうだけど、それだけで本当に大丈夫かな？
それに、危険ドラッグがどのようなものなのか、薬物乱用を防ぐにはどうしたらよいのか、そのために薬剤師がどう関わっているのかなど、わかりますか？

そこまで具体的に説明を求められると、ちょっと……。

これから薬剤師を目指す皆さんには、ぜひ薬物乱用防止に関する現状や本当の課題などを学んでみてほしいと思っています。

わかりました。薬剤師になった時にも役立つかもしれないし……。この機会に少し勉強してみます。

この講義は、薬物乱用の問題やその対策などについて勉強したいと考えている大学生のためのものです。特に、薬の専門家である薬剤師を目指している薬学生を意識した内容となっていますが、なるべく専門用語を避け、優しい言葉を心がけましたので、薬学生でなくても十分理解できる内容だと思います。

　さて、薬剤師はどのような場面で薬物乱用と関わるのでしょうか。薬剤師と薬物乱用との接点は多岐にわたります。その一つに、**学校薬剤師としての薬物乱用防止教育**があります。薬物乱用防止教育は、多くの方が中学生や高校生の頃に一度は受けたことがある授業だと思います。小学校の体育、中学校高等学校の保健体育の授業で学んでいますね。また、体育館などに集まって講話を聴いた経験を持つ方もいるかもしれません。**学校保健安全法**により、各学校には学校薬剤師が配置されています。学校薬剤師は、学校で行われる薬物乱用防止教育に積極的に関わっています。将来、学校薬剤師として児童・生徒に対して防止教育を行う上で参考にしてください。

　一方、病院や薬局など、薬剤師としての臨床現場にも接点はあります。薬物乱用というと、麻薬や覚せい剤といった違法薬物をイメージしがちですが、薬剤師にとって**身近な医薬品（処方薬や市販薬）も薬物乱用の対象**となっている現実があります。したがって、薬剤師は、医薬品を介した患者とのコミュニケーション（服薬指導など）の中で、薬物乱用に気づくチャンスがあります。処方薬乱用の中でも、増加傾向にある向精神薬（睡眠薬や抗不安薬など）の乱用・依存を取り上げ、医療者としての薬剤師に期待される役割について解説しています。

　さらに、薬物乱用の予防は、薬物乱用を開始させない一次予防だけではなく、**薬物に手を出してしまった人の早期発見・早期介入（二次予防）や再発予防・リハビリテーション（三次予防）**も重要です。我が国の薬物問題対策である第四次薬物乱用防止五か年戦略（平成25年8月〜）には、5つの目標があります。青少年、家庭、地域社会に対する啓発強化と規範意識向上による薬物乱用未然防止の推進が目標の一番目です。そして、二番目の目標として「薬物乱用者に対する治療・社会復帰の支援及びその家族への支援の充実強化による再乱用防止の徹底」が掲げられています。薬剤師を含む医療従事者は、薬物乱用・依存の専門的な相談や、薬物依存治療についても理解することが求められています。薬物問題で悩みを抱えた当事者や家族の相談に応じ、より専門的な支援につないでいくことも薬剤師に期待される役割といえるでしょう。

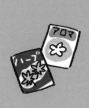   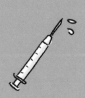

第1章
大学生のための わかりやすい 薬物乱用の話

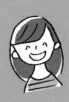

薬物乱用については、高校までの授業で「ダメ。ゼッタイ。」って繰り返し学んだような気がする。それで、もう十分だと思っていたよ。

それに薬物の問題は、何か別世界の話のような気もしていた。ドラッグを使ったことがある人に会ったこともないし。

最近、僕たちと同い年くらいの学生の薬物乱用問題がニュースで取り上げられているから、思った以上に身近な問題なのかもしれないね。

来週の「薬学と社会」に薬物依存研究の専門家が講師として来るみたい。

じゃあ、高校まで学んできたことの復習だね。でも、薬学生としては、もう少し深く学べたらな……。

そうだね。
1時間目の授業だから、みんな遅刻しないようにしよう！

1. 薬物乱用とは

"薬物乱用"——これまで何気なく使ってきた言葉かもしれませんね。しかし、そもそも薬物乱用とは何でしょうか。何回使えば薬物乱用なのでしょうか。

この講義を正しく理解するために、まずは薬物乱用という言葉について考えてみましょう。薬物乱用とは「**薬物を社会規範から逸脱した目的や方法で、自己摂取すること**」と定義されます。薬物乱用に対する社会規範の一つが**法律**です。例えば、麻薬や覚せい剤は、使うこと自体が法律で禁止されていますので、それらを使うことは言うまでもなく薬物乱用です。学生から「何回使ったら薬物乱用ですか」という質問を受けることがありますが、薬物乱用とは、ルールに反した行為そのものを指す言葉ですから、**使用回数は関係ありません**。つまり、それぞれの逸脱行動が薬物乱用となります。

一方、法律では禁止されていない物質も薬物乱用の対象となることがあります。例えば、医薬品の乱用が該当します。病院で処方される処方薬、薬局やドラッグストアで販売されている市販薬には、定められた用法（使い方）や用量（飲む量や回数）があります。医薬品を使うこと自体は法律で禁止されていませんが、気分を高揚させるために使用することや、一度にまとめ飲みするような使い方は、**医学的常識から逸脱した使用方法**であり、薬物乱用に当たります。

また、未成年者の喫煙や飲酒は法律で禁じられていますので、未成年者がタバコを吸うことや、お酒を飲むことも薬物乱用に当たります（ただし、所持・使用に対する処罰規定がなく、未成年者が刑事処分されることはありません）。我が国では、成人の飲酒に対する規制はありませんが、イスラム諸国ではイスラム教徒の飲酒を禁止しています（したがって、そのような国では成人であっても飲酒は薬物乱用となります）。このように、薬物乱用に当たるかどうかは、**法律のみならず、社会的な規範や文化的なルールも照らし合わせて判断**されます。

2. どのような薬物が乱用されているのか

1) 大麻（ハッパ、クサ、ガンジャなど）[1]

　大麻は、アサ（*cannabis sativa*）から作られる薬物です。主成分はテトラヒドロカンナビノール（THC）であり、幻覚作用を有します。通常、紙巻たばこ（ジョイント）の形か、パイプを使って乱用されます。大麻使用による急性症状としては、気分の高揚、多幸感に加え、短期的な記憶障害、判断力の低下、協調運動の低下、時間認識の歪みなどの障害を引き起こすことがあります。慢性的な使用により、不安、抑うつ、学習障害、業務能力低下を生じるとともに、咽頭炎、副鼻腔炎、気管支炎、喘息などの呼吸障害を生じます。

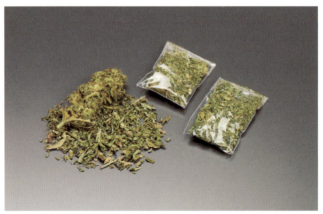

図 1-1　大麻の例（出典：厚生労働省医薬・生活衛生局監視指導・麻薬対策課）

2) 覚せい剤（シャブ、エス、スピード）[1]

　覚せい剤には、アンフェタミン（amphetamine）とメタンフェタミン（methamphetamine）がありますが、我が国で流通している覚せい剤の多くがメタンフェタミンです。白色、無臭、苦味のある粉末で、加熱吸煙（あぶり）や注射器を用いて乱用されています。覚せい剤の使用

により、強力な快感物質であるドパミンを瞬時に放出させ、ドパミントランスポーターを介してドパミンの再取り込みも阻害します。急性症状としては、身体活動量の増加、心拍数の増加、血圧の上昇、食欲の減退などがあります。慢性的な使用により、精神病症状（幻覚や妄想）、暴力性の高まり、脳血管へのダメージ、う歯を伴う歯肉の著しい退縮が引き起こされます。

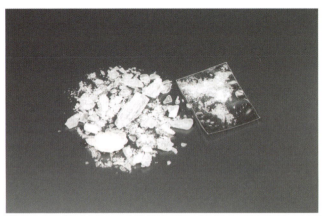

図 1-2　覚せい剤の例（出典：厚生労働省医薬・生活衛生局監視指導・麻薬対策課）

3) 有機溶剤（シンナー、トルエン）[1]

　身近な家庭用品に含まれている揮発性物質や、工業製品も乱用の対象となっています。例えば、揮発性溶剤（塗料用シンナー、接着剤）、エアロゾル（スプレー式塗料、ヘアスプレー）、ガス（プロパンボンベ、ライター用液体燃料）などが知られています。化学物質を染み込ませた布をビニール袋に入れて吸い込む方法、エアロゾルを鼻や口に直接スプレーする方法、蒸気を満たしたポリ袋を用いる方法で乱用されています。短期的な症状としては、アルコールと似ており、多幸感、不明瞭発語、協調運動障害、浮動性めまいが引き起こされます。トルエンの長時間あるいは急速な吸引は、暴力的興奮状態や昏睡状態を引き起こすこともあります。

4) MDMA（エクスタシー、エックス）[1]

　MDMA（3,4-methylenedioxy-methamphetamine）は、幻覚作用と興奮作用を併せ持つ錠剤型の合成麻薬です。レイブパーティー（夜通し行われるダンスパーティー）などで使われることが多い、いわゆる「**クラブドラッグ**」の一つです。急性的には、多幸感、官能的意識の高揚、精神的・感情的活力の増進が挙げられます。身体的症状としては、吐き気、歯の食いしばり、歯ぎしり、かすみ目が引き起こされ、精神的症状としては、不安、パニック発作、精神病症状が引き起こされます。激しいダンスによって、異常高熱となり、結果として重篤な肝障害、腎障害、循環器障害を引き起こし、死に至ることもあります。

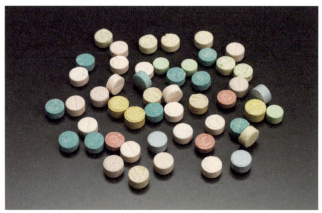

図 1-3　MDMA の例（出典：厚生労働省医薬・生活衛生局監視指導・麻薬対策課）

5) 危険ドラッグ（ハーブ、アロマ、バスソルト）

　危険ドラッグとは、特定の物質を指すものではなく、規制薬物の化学構造式の一部を変更することによって法規制の対象から逃れようとして合成された乱用物質の総称です。危険ドラッグ製品は、ハーブ（植物片）、パウダー（粉末）、リキッド（液体）の形状で流通しており、「お香」、「バスソルト」、「アロマオイル」など目的を偽装して販売されています（図 1-4 参照）。

第 1 章　大学生のためのわかりやすい薬物乱用の話

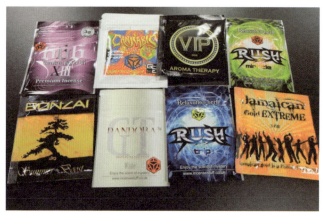

図 1-4　危険ドラッグ（ハーブ系）の例

　通常、一つの製品に、1 種類から数種類の有害成分が含有されています。一般救急医療機関における危険ドラッグ関連障害患者に関する報告[2]によれば、初診時に頻度の高かった精神神経症状として、不穏・興奮、不安・恐怖、錯乱、異常行動、痙攣、パニック発作などが報告されています。身体症状としては、嘔吐、悪心、動悸などが報告されています。また、身体合併症としては、横紋筋融解症、腎機能障害、肝機能障害などの重篤な合併症も報告されています。危険ドラッグの関連死も報告されており[3]、最悪の場合、**死に至ることもある危険な物質**であることは覚えておく必要があります。

　危険ドラッグに含有される代表的成分として合成カンナビノイドが知られています。合成カンナビノイドは大麻成分に類似した中枢神経抑制作用を示し、強い精神依存性が報告されています[4]。また、強力な細胞毒性を示し、短時間で脳の神経細胞を死滅させることが報告されています[5]（図 1-5 参照）。

　なお、指定薬物として規制された物質については、製造や販売のみならず、所持や使用も禁止され、処罰の対象となっています（平成 26 年 4 月以降）。基本骨格から類似する物質を規制する「包括規制」も導入され、指定薬物の対象物質は急激に増えています。

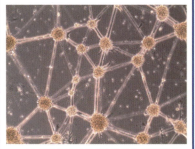 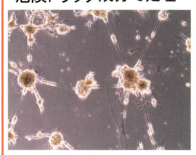

図 1-5　危険ドラッグによる細胞毒性
　マウス脳由来の神経細胞に危険ドラッグ成分（合成カンナビノイド）を添加すると細胞毒性が引き起こされる。右側は添加から 2 時間後の画像（出典：国立精神・神経医療研究センター 舩田正彦 依存性薬物研究室長）。

6）医薬品乱用

　様々な医薬品が乱用の対象となっています。睡眠薬や抗不安薬といった精神科治療薬をはじめ、鎮痛薬、風邪薬、鎮咳薬といった市販薬（OTC薬：Over-the-Counter）も乱用の対象となっています。特に、ベンゾジアゼピン系薬剤（以下、BZ薬と表記）に分類される向精神薬による薬物依存、過量服薬などが問題となっており、全国の精神科医療施設調査 によれば、etizolam、flunitrazepam、triazolam、zolpidemといった短時間作用型の睡眠薬が高頻度で乱用されていることが報告されています[6]。こうした問題に対応するため、近年では多剤大量療法を抑制するために診療報酬制度が改訂されたほか、服薬状況から患者の乱用リスクに気づきやすい医療者として**薬剤師がゲートキーパーの役割**（p.32「ゲートキーパーとしての薬剤師」参照）を担うことが期待されています。

3. 薬物乱用の広がり

1) 一般住民における薬物乱用状況

　薬物乱用の経験を持つ人はどのくらいいるのでしょうか。覚せい剤取締法違反の検挙人員は、毎年1万人を超える状況が続いていますが、これが氷山の一角であることは言うまでもありません。我が国では、薬物使用自体が犯罪行為とみなされ、国民の薬物乱用に対するイメージは否定的です。そのため、薬物乱用の実態を調べることは、個人の過去の犯罪行為を掘り起こす調査となるため、正確な実態を掴むことは容易ではありません。

　「薬物使用に関する全国住民調査」は、一般住民における薬物乱用の状況を調べ、各種薬物問題への対策を講じる上での基礎資料を得ることを目的とする全国調査です[7]。一般住民を対象に経年的に実施されている疫学調査としては、我が国で唯一のモニタリング調査です。対象は、15～64歳の男女5,000名であり、年齢・性別・居住地に偏りがないように住民基本台帳からランダム（層化二段無作為抽出法）に対象者を選んでいます。調査員による留置訪問調査の形式で、1995年から隔年で実施しています。図1-6に、一般住民における薬物乱用の生涯経験率の推移を示しました。生涯経験率とは、これまでの人生において一度でも薬物乱用の経験があると回答した人の割合のことです。したがって、必ずしも現在の流行を反映したものではなく、過去の経験も含まれる点にご注意ください。

　一番上の黒いグラフが「いずれかの薬物」の生涯経験率です。最新データ（2017年）では、一般住民の2.3%が何らかの薬物使用経験が少なくも1回以上あるということになります。このデータを15歳から64歳までの人口に当てはめると、薬物使用者人口は、全国で約216万人と推計されています。これは自己申告に基づく結果ですから、あくまでも「最低値」として捉えるべきです。実際にはもっと多くの人が薬物

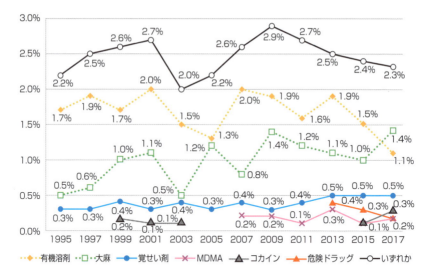

図 1-6　一般住民における薬物乱用の生涯経験率の推移（1995 〜 2017 年）
（文献 7 を基に筆者作成）

乱用を経験している可能性があります。薬物乱用はみなさんが想像する以上に身近な問題であることがわかります。

さて、その内訳をみていきましょう。まずは黄色いグラフをご覧ください。これはシンナーなどの有機溶剤の生涯経験率を示したものです。シンナー等の有機溶剤は、ホームセンター等でも購入できることから、入手可能性が高く、これまでは生涯経験率が最も高い薬物となっていました。しかし、2013 年以降、減少傾向にあります。有機溶剤使用者の減少は、臨床においても同じ傾向がみられています。精神科医療施設における薬物依存症患者を対象とした全国調査では、有機溶剤症例の大幅な減少が報告されています（p.25「薬物依存の新たなトレンド」参照）。

次に、緑色のグラフをご覧ください。これは、大麻（マリファナ）の生涯経験率を示したものです。2015 年から 2017 年にかけて増加傾向となり、有機溶剤を上回り、我が国で最も乱用される薬物となりました。15 歳から 64 歳までの使用者人口は約 130 万人と推計されています。平成 29 年版犯罪白書（法務省）によれば、大麻取締法違反者の検挙人員は、平成 26 年から 3 年連続で増加しています。大麻増加の背景

には、いくつかの理由が考えられます。背景の一つは流通量の増加です。近年、大麻の押収量が増加しているほか、液体大麻や大麻ワックスなど流通する大麻の形状にもバリエーションが増えています。「大麻使用に誘われた経験」も増えていることが一般住民でも確認されています。また、若年層を中心に「大麻使用を容認する考え」が増えていることも明らかになっています。こうした意識の変化が大麻使用者の増加に影響を与えている可能性があります。

続いて、青いグラフが覚せい剤の生涯経験率を示しています。15歳から64歳までの使用者人口は約50万人です。一般住民における使用率では三番目となっていますが、薬物依存患者としては最も患者数が多い薬物が覚せい剤です。2009年から緩やかに増加し、その後横這いで推移し、減少には転じていません。毎年1万人を超える検挙人員（覚せい剤取締法違反）が報告されていることから、引き続き注意が必要です。

最後に、赤いグラフが危険ドラッグです。15歳から64歳までの使用者人口は、約40万人（2013年）、約31万人（2015年）、約22万人（2017年）と減少傾向にあります。危険ドラッグ乱用者が減少した背景には、前述した指定薬物の対象物質が拡大されたことや（2,297物質、2015年5月時点）、指定薬物制度の強化（検査命令、販売・広告停止命令など）により、販売店や販売サイトが一掃され、危険ドラッグの入手機会が大幅に減少したことが影響していると考えられます。

2) 青少年における薬物乱用状況

次に青少年期における薬物乱用の状況について見ていきましょう。「飲酒・喫煙・薬物乱用についての全国中学生意識・実態調査」は、中学生における薬物乱用の広がりを把握し、薬物乱用の危険因子（リスクファクター）を特定することを目的とする全国調査です[8]。全国規模の青少年を対象とした経年的な疫学調査としては、こちらも唯一のモニタリング調査といえます。対象者は、都道府県の中学生数を考慮してランダムに選ばれた約10万人の生徒であり、学校単位で調査を実施する形

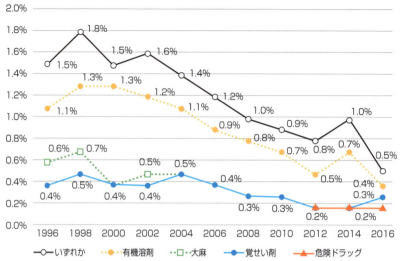

図 1-7　中学生における薬物乱用の生涯経験率の推移（1996〜2016 年）
（文献 8 を基に筆者作成）

式で、1996 年から隔年で実施しています。図 1-7 に、中学生における薬物乱用の生涯経験率の推移を示しました。

　1996 年からの推移を見ると、1998〜2000 年に有機溶剤のピークがあり、その後、大幅に減少しています。危険ドラッグは、2012 年から調査を開始したため情報が限られていますが、2012 年から 2016 年にかけての大幅な増加は認められていません。一方、大麻と覚せい剤については、わずかながら、2014 年から 2016 年にかけて増加しています。上記のグラフには表示していませんが、特に大麻に関しては、男子・女子ともに生涯経験率が増えています。青少年における大麻使用について、今後注意する必要があります。

　小学校や中学校における薬物乱用防止教育が影響しているのか、中学生における薬物乱用は年々減少傾向にあります。とはいえ、中学生全体の 0.5%、つまり 200 人に一人の割合で、薬物乱用の経験者がいることになります。青少年の薬物乱用は、ある一部の特殊な地域に起きている問題ではなく、**全国どの地域でも起こり得る問題**として捉える必要があります。

3) 非薬物汚染国ニッポン

ここまで、一般住民や中学生における薬物乱用の広がりを解説しましたが、国際的に見れば、日本は奇跡的に薬物乱用者が少ない非薬物汚染

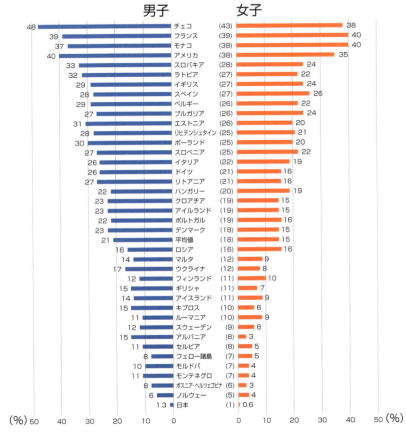

図1-8　世界各国における違法薬物の生涯経験率（男女別）
欧州各国のデータには大麻、覚せい剤、コカイン、クラック、エクスタシー（MDMA）、LSDあるいは他の幻覚剤、ヘロイン、GHBが含まれる。米国のデータには、向精神薬乱用が含まれるが、エクスタシー（MDMA）及びGHBは含まれない。日本のデータには、有機溶剤、大麻、覚せい剤、危険ドラッグが含まれる（The 2011 ESPAD Report Substance Use Among Students in 36 European Countriesを基に筆者が改変）。

国といえます。図1-8に世界各国における違法薬物の生涯経験率を示しました[9]。欧米諸国と比較しても、**日本の薬物乱用の状況は際立って低い状況**にあることが読み取れます。我が国の薬物乱用率が欧米諸国に比べて低いのは、薬物の自己使用に対する法規制が欧米諸国と異なることや、流通量が異なることが影響しているのかもしれません。また、低年齢からの薬物乱用防止教育によって、薬物乱用に対する忌避的な態度が備わっていることが影響しているかもしれません。こうした状況を維持していくためにも、防止教育を含めた**薬物乱用防止対策はこれからも継続して実施**していくことが求められます。

4. 乱用を繰り返すとどうなるのか

　薬物乱用を繰り返すことにより、薬物依存（Drug Dependence）や薬物中毒（Drug Intoxication）といった状態になります。薬物依存とは、薬物乱用を繰り返した結果、脳に生じた異常状態のことです。ちなみに、前述の**薬物乱用が逸脱行為そのもの、つまり「行動」**であるのに対し、**薬物依存は薬物乱用を繰り返した結果として生じた「状態」**であるという違いにも注意が必要です。

　薬物依存は、**身体依存（カラダの依存）と精神依存（ココロの依存）**に分けられています。身体依存とは、長期間にわたる依存性薬物に身体が慣れてしまった結果として起きる状態のことです。薬物が体内に取り込まれている時には、それほど問題が生じませんが、薬物の効果が切れてくると離脱症状（いわゆる禁断症状）が出てきます。アルコール依存症患者が断酒することによって生じる手の震えや振戦、せん妄は、その代表例です。この苦しさを緩和させるために、薬物を手に入れるための行動（薬物探索行動）をとるようになります。一方、精神依存は、身体依存のように目に見える形で身体に生じる現象ではなく、薬物を再び使いたいという気持ち（専門的には渇望といいます）が抑えきれなくなり、再び薬物を使うようになります。すなわち、日常生活に様々な不都合や不利益が生じていることを理解しながらも、自らの意志では使用を

コントロールできなくなります。まさに「わかっちゃいるけど、やめられない状態」です。**薬物依存の本態は、精神依存**であると考えられています。なぜなら、薬物の中には身体依存を引き起こさないものもあるからです。例えば、我が国の薬物問題の中心課題である**覚せい剤には身体依存はない**とされています。

薬物依存の形成には、脳内報酬系と呼ばれる神経回路が関与しているといわれています。特に、脳の腹側被蓋野から側坐核、そして前頭前野に投射されているA10神経系（ドパミン神経系）の存在が注目されています。

一方、薬物中毒には、**急性中毒**と**慢性中毒**があります。急性中毒とは、短期間に大量の薬物を体内に取り入れることで生じる急性的な症状です。運動失調、意識障害、昏睡、呼吸抑制などが該当します。薬物依存であるか否かにかかわらず、初回の薬物乱用から陥る可能性があります。慢性中毒とは、薬物依存の状態の患者がさらに乱用を繰り返すことによって生じる中毒性の症状を指します。幻覚や妄想などの精神病症状がその代表です。

中毒性精神病に対しては、抗精神病薬で治療をすることができますが、今のところ、**薬物依存に対する特効薬はありません**。何より、**薬物依存は繰り返す病気**です。薬物乱用に関する報道を見て「健康を害するとわかっているのになぜ繰り返すの？」、「ようやく刑務所を出所したのに、また逮捕されたの？」と疑問に感じる人もいるかもしれません。薬物乱用を繰り返してしまうのは、薬物依存という根底にある問題が解決されていないことが背景にある場合が少なくありません。このように、**薬物依存こそが薬物問題の中核**であるといえます。

5. 時代は「使っても捕まらない物質」へ

1）薬物依存の新たなトレンド

「全国の精神科医療施設における薬物関連精神疾患の実態調査」は、

我が国の薬物乱用・依存患者の実態を把握することを目的に、1987年より継続されている全国調査です[6]。全国の精神科病床を有する医療施設（約1600施設）において、入院あるいは外来で診療を受けた精神作用物質（アルコールを除く）による薬物関連精神障害患者が調査の対象です。図1-9は、精神科医療への受診のきっかけとなった主たる使用薬物を表した統計です。1987〜2014年における各症例が占める割合の推移を示してあります。

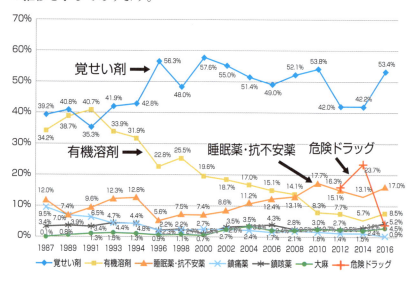

図1-9　全国精神科医療施設における薬物関連精神障害患者の主たる使用薬物の推移（1987-2016年）（文献6を基に筆者作成）

1980年代後半から1990年代前半にかけて、薬物依存患者の多くは、覚せい剤症例と有機溶剤症例で占められていました。その後、有機溶剤症例は大きく減少し、シンナーの乱用患者は臨床でほとんど見られなくなりました。覚せい剤症例は、1990年代後半以降も、高止まり状態で推移しており、**我が国の薬物依存の中心的課題が覚せい剤であること**は間違いありません。

近年、登場した新たな薬物依存が、**危険ドラッグ**と**処方薬乱用**です。2012年に突如として登場した危険ドラッグ症例は、2014年には覚せ

い剤に次ぐ患者群に増加しましたが、2016年には急激に減少しています。これは2014年に強化された指定薬物制度により、危険ドラッグの所持や使用が法律で禁止されたことや、販売側への取り締まり強化によってヘッドショップなどの販売店が一掃されたことが背景にあると考えられます。

　一方、危険ドラッグほどの急激な上昇ではありませんが、睡眠薬や抗不安薬といった処方薬乱用の患者は、ゆっくりと着実に増加しています。睡眠薬・抗不安薬症例は、覚せい剤症例に比べ、若年女性が多く、暴力団や非行グループとのつながり、逮捕・補導歴などが少ないという特徴があります[10]。

2) 司法モデルから医療モデルへ

　こうした新たな薬物問題には、「**使用自体が取り締まりの対象ではない**」という共通点があります。つまり薬物依存は、「使っても捕まらない物質」へとシフトしている可能性があります。こうした変化は、薬物問題に対して、規制強化や厳罰化といった「**司法モデル**」だけで対応する**ことが困難**になったことを意味しています。司法モデルでの対応が難しいならば、薬物問題を「**医療モデル**」で捉える視点が必要です。つまり、薬物乱用は「ダメ。ゼッタイ。」と一次予防的に切り捨てるのではなく、**薬物乱用者の早期発見・早期介入（二次予防）**や、**薬物依存者の治療やリハビリテーション（三次予防）**も同時に進めていくことが必要です。

6. 若者が薬物を使う理由

　では、なぜ若者は薬物に手を出すのでしょうか。単に薬物乱用の害についての知識がないからなのでしょうか。青少年の薬物乱用を予防していくためには、「**若者が薬物に手を出す理由**」を考える必要があります。

　一般的に薬物乱用の背景には様々な動機があり、単独の動機で薬物使用を説明することは困難です。米国薬物乱用研究所（National Institute on Drug Abuse: NIDA）は、人が薬物を使う背景には、主と

して4つの理由（図1-10参照）があると指摘しています[11]。

> **なぜ、人々は薬物を使うのか？**
> Why do people take drugs?
>
> ① 気持ちよくなるため
> ― To feel good
>
> ② パフォーマンスを上げるため
> ― To do better
>
> ③ 好奇心とピア・プレッシャー
> ― Curiosity and "because others are doing it"
>
> ④ 気分を変えるため
> ― To feel better

図1-10 なぜ、人々は薬物を使うのか
National Institute on Drug Abuse (NIDA) が出版する "Drugs, Brains, and Behavior-The Science of Addiction" より引用（青字は筆者による翻訳）。

「気持ちよくなるため」や、「パフォーマンスを上げるため」は、薬物乱用により得られる快感、高揚感、覚醒効果、陶酔感などの精神作用性を期待した理由と理解することができます。こうした動機を持つ若者に対しては、薬物乱用がもたらす害を正しく伝えていくことが必要となります。

1）みんな使っているから

「好奇心とピア・プレッシャー」という動機は、効果的な薬物乱用防止教育を進める上で注目すべき動機といえます。青少年期は、同級生や先輩など身近な人からの影響を受けやすい時期です。例えば、東京都内の繁華街に集まる若者を対象とした実態調査によれば、危険ドラッグの使用動機としては「友人に誘われたから」や「好奇心や興味があったから」という回答が多いことが報告されています（図1-11参照）。ま

た、入手経路としても「友人・知人からもらった」が最も多く、販売店やインターネットでの購入を大きく上回ることが報告されています（図1-12 参照）[12]。

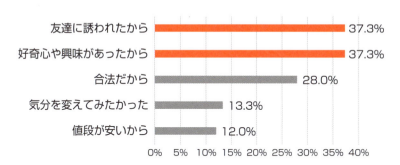

図 1-11　危険ドラッグの使用理由（n=75）

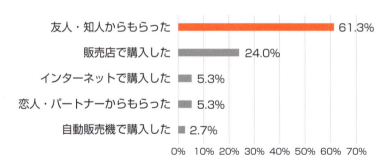

図 1-12　危険ドラッグの入手経路（n=75）

　青少年における薬物乱用は感染症のように広がっていきます。「みんな使っているから」という安易な気持ちで、薬物を使い始める若者は少なくありません。身近な友人や先輩からの誘いで使い始める背景には、「断ると仲間外れにされるから」や「その場の空気を読んで」といった**ピア・プレッシャー**が働いていたのかもしれません。身近な友人・知人からの誘いを断る場面をイメージさせ、自分なりの断り方を練習することが効果的な薬物乱用防止教育につながります。例えば、シナリオを使って、**薬物乱用の誘いを断る場面をロールプレイで演じるような体験**

学習が有効であると考えられます。

2) 気分を変えたいから

「気分を変えるため」は、「ハイになりたい」、「テンションを上げたい」、「イヤな現実を忘れたい」のように薬物による精神作用を期待しているようですが、視点を少し変えれば、「気分を変えるため」に薬物を使う人は、「変えたいくらい辛い気分」があるといえます。**薬物乱用を心の健康（メンタルヘルス）との関係で捉えていく視点は重要です。**例えば、前述した処方薬乱用者（睡眠薬や抗不安薬）の乱用を開始した動機を見ると、「不眠、不安、抑うつ気分の軽減」が主たる理由であることが報告されています（図 1-13 参照）[13]。つまり、処方薬乱用者は、自らが抱える不快症状に対して、乱用という不適切な手段で「**自己治療的**」に対処している可能性が高いといえます。一方、覚せい剤症例の場合は、「誘われて」、「好奇心・興味」といった動機が大半を占めていることから、乱用動機は、薬物の種類によっても異なります。

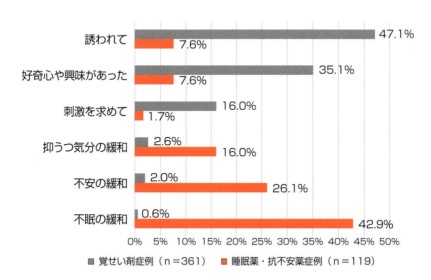

図 1-13　覚せい剤症例と鎮静剤（睡眠薬・抗不安薬）症例の初回使用理由（文献 13 を基に筆者作成）。

7. 処方薬乱用と薬剤師

1) 過量服薬と自殺

　薬物乱用による問題は、薬物依存だけに留まりません。例えば、処方薬乱用を続ける患者の中には、手元に大量の睡眠薬を溜め込んでいる事例が少なくありません。溜め込まれた睡眠薬は、過量服薬（一度に大量の医薬品をまとめて飲むこと）を引き起こす原因になります。薬物依存症の専門病院におけるBZ薬乱用患者の51.7％が過量服薬による救急医療機関への搬送を経験していることが報告されています[14]。一方、救急外来における過量服薬患者の77.7％がBZ薬を過量服薬していたという報告もあります[15]。このように、**疾病の治療のために処方された医薬品**が、いわば「**自殺を後押しする道具**」として使われている現実は、医薬品の適正使用を推進する立場の薬剤師にとっては（薬学生にとっても）看過できない事態でしょう。

　過量服薬を行う動機としては「辛い感情から解放されたい」という理由が最も多く、「死にたい」という動機を上回っていることが報告されています[16]。このように、過量服薬の背景には、苦痛を緩和させたいという目的があり、これはリストカットなどの自傷行為とも共通する心理です。こうした動機を踏まえると、過量服薬という自らの身体を傷つける行動は、死ぬためではなく、むしろ生き延びるために彼らが選んだ手段であり、自身が抱えている様々な「**生きづらさ**」**への対処行動**あるいは、**周囲に発したメッセージ**と捉えることができるかもしれません。

　過量服薬が「生きづらさ」への対処行動であるとして、自殺リスクと無縁かといえば必ずしもそうではありません。例えば、青少年期に過量服薬エピソードを持つ者を15年以上にわたり追跡した研究によれば、過量服薬経験者のその後の自殺率は高く、過量服薬の対象として精神安定剤や抗うつ薬を使用していた場合や、意識障害が重症であった場合は、自殺リスクがさらに上昇すると報告されています[17]。また、我

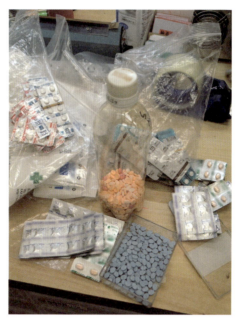

図 1-14　過重服薬後に自殺した患者の手元にあった睡眠薬等の向精神薬

が国の自殺既遂者の遺族を対象とした調査によれば、生前に精神科受診歴を有する自殺者の約60%が、自殺行動に及ぶ直前に、手元にある処方薬を過量服薬していたと報告されています[18]。BZ薬そのものは、比較的安全な薬剤ではありますが、過量服薬によって引き起こされた酩酊状態、あるいは脱抑制効果が、衝動性が高く致死的な行動を促進している可能性があるのです。つまり、**自殺リスクのある患者の支援を後回しにすると、取り返しがつかない事態に発展する危険性がある**ということです。患者の処方薬乱用や過量服薬に気づいた医療者は、気づいた時点で、できることからサポートしていくことが求められます。では、薬剤師は自殺リスクの高い患者に対して何ができるのでしょうか。

2) ゲートキーパーとしての薬剤師

　ゲートキーパーとは我が国の自殺対策で提唱されている活動です。ゲートキーパーが担う役割は「悩んでいる人に気づき、声をかけ、話を

聴いて、必要な支援につなげ、見守る」ことであり、「**命のサポーター**」ともいえる存在です（図 1-15 参照）。医療関係者のみならず、保健、福祉、教育、行政、地域のボランティアなど、様々な立場の人たちがゲートキーパーの役割を担うことが期待されています。

　薬剤師もゲートキーパーの役割を担うことが期待されている医療者の一人です。特に**薬剤師の場合、患者の服薬状況から異変に気づきやすい立場**にいます。例えば、処方薬の過量服薬による自殺者の場合、患者が手元に大量の薬剤を貯めこんでいなければ、過量服薬というエピソードの発生を防げたかもしれません。さらに言えば、薬剤師が患者の残薬をしっかり確認していれば、患者が薬剤を貯めこむことを防げたかもしれません。このように遡って考えていけば、過量服薬による自殺は、防ぐことができた死なのかもしれません。つまり、**薬剤師による残薬確認そのものが、自殺予防に資する活動**であるといえます。

　臨床において薬剤師が患者の自殺リスクに気づく機会は少なくありません。例えば、精神科専門薬剤師（多くが精神科医療施設に勤務）を対象とした調査によれば、58.1% の薬剤師が自殺未遂者への対応を経験していると報告されています[19]。また、埼玉県薬剤師会（会員の多く

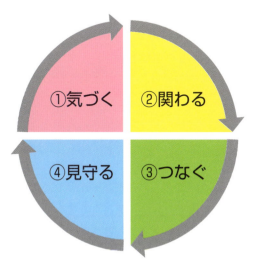

図 1-15　ゲートキーパーが担う役割

が街の薬局）を対象とした実態調査によれば、25.8%の薬剤師が過量服薬患者との応対経験があることが明らかになっています[20]。精神病院のみならず、地域の薬局においても、薬剤師が患者の自殺リスクに気づく機会があります。その他、自殺の危険因子として知られている問題飲酒やアルコール依存症など、日常臨床において薬剤師が患者の自殺リスクに気づくチャンスはたくさんあります。

国も薬剤師に大きな期待を寄せています。例えば、厚生労働省の自殺・うつ病等対策プロジェクトチームは、過量服薬対策をまとめた「過量服薬への取組－薬物治療のみに頼らない診療体制の構築に向けて－」の中で、**向精神薬を服用する患者との面会機会が多い薬剤師は、過量服薬のリスクの高い患者のゲートキーパーとなり得る**ことを明記しています。さらに、内閣府による自殺総合対策大綱においても、「調剤や医薬品販売を通じて住民の健康情報に接する機会の多い薬剤師をゲートキーパーとして養成する」ことが明記されています。

3）傾聴から始まる患者のサポート

「生きているのがこんなに辛いなら、もう死んだほうがマシ……」患者との服薬指導中、飛び出した告白。もしも患者に「死にたい」と言われたら、薬剤師はどのような応対をすべきでしょうか。**「死にたい」という告白は、死にたいくらい辛いということです**。そして、もしこの辛い状況が少しでも和らぐならば、**「本当は生きたい」という告白**であると理解できます。さらに言えば、「この人なら、自分の辛い気持ちを理解してくれるかもしれない」という期待があるからこそ、こうした告白をしたのでしょう。

服薬指導の場面で、このような告白を受けた場合、患者を一方的に叱責することや、安易に励ますことは意味がないどころか、逆効果といえます。前述のとおり、過量服薬や自傷行為などの自分のカラダを故意に傷つける行為は、辛い感情や生きづらさへの対処行動です。生きるための手段を一方的に否定する人や、無理にやめさせようとする人は、患者から見れば「敵」以外の何者でもありません。「死にたいくらい、お辛

い気持ちなのですね」、「正直に話してくださり、ありがとうございます」、「私でよければ、お話を聞かせていただけませんか？」と、**患者の死にたいという気持ちを否定せず、正直な気持ちを伝えてくれたことにまずは感謝する**ことが必要です。そして、共感的な態度で**患者に寄り添い、話をじっくり聴く**ことが必要です。この役割を「傾聴」といいます。傾聴はゲートキーパーとしての薬剤師が最も大切にしたい役割です。

　患者にとって**薬剤師は、医師よりも身近な相談相手**となることがあります。薬局に勤務する薬剤師を対象とした調査によれば、医師への相談はためらうものの、薬剤師に対しては希死念慮や、過量服薬の事実を相談する患者がいることが報告されています。これは、医師に対する遠慮あるいは、処方薬乱用という不都合な事実を隠したがる気持ちが影響しているのかもしれません。薬剤師ならではの「**身近さ**」、「**敷居の低さ**」を大切にして、患者さんが悩みを相談しやすい関係性を維持してほしいと願っています。

　悩みを抱えた患者の傾聴が重要とはいえ、こうした患者を薬剤師だけで支援していくことには限界があります。自殺対策は、「**多職種連携**」がキーワードです。病気や症状に関することであれば、まずは主治医との連携が不可欠です。例えば、過量服薬のエピソードを告白された薬剤師が患者の同意を得た上で、主治医にフィードバックすることで、過量服薬に配慮した処方へと変更（使用薬剤や処方日数の変更）される可能性が高くなります。また、自殺リスクの高い患者の背景には、家族関係、職場ストレスや失業、ひきこもり、いじめ、介護疲れ、虐待や育児不安、多重債務などの経済問題など様々な社会的問題や、「生きづらさ」が存在することもあり、必要に応じて、行政の相談窓口や、地域のメンタルヘルス支援機関（例えば、保健所や精神保健福祉センター）につないでいくことも検討する必要があります。こうした、**より専門的な支援に「つなぐ」**こともゲートキーパーとしての薬剤師に求められる役割です。

8. 薬物乱用・依存に対するサポート

　薬物乱用・依存の問題を抱えた本人や家族の相談を受けた薬剤師は、専門的な支援につないでいく役割が求められます。では、どのような機関や団体が薬物問題に対する支援をしているのでしょうか。

1) 精神保健福祉センター[21]

　精神保健福祉センターは、地域において薬物乱用・依存に関する相談ができる専門機関です。精神保健福祉センターは、全国の都道府県及び政令指定都市に設置されています。こころの健康に関する相談や、精神科医療についての相談、アルコール・薬物依存症やギャンブルなどのアディクション（嗜癖）に関する相談、思春期、ひきこもり、発達障害、自殺関連、社会復帰などの相談を幅広く行っています。精神科医、保健師、精神保健福祉士、臨床心理士などの専門職が配置されており、電話相談や来所相談（面談）を行っています。

　一般的に依存症の問題を抱えた当事者は、病識を持ちにくいという特徴があります。こうした当事者を無理やり支援につないでも、「俺は依存症なんかじゃないっ！」と抵抗を示し、支援に定着しないことも少なくありません。依存症に対する援助では、**「家族への支援」**も重視しています。**薬物問題を抱えた家族も当事者の一人である**という視点です。まずは、家族が依存症を正しく理解し、本人との関わり方について学ぶことによって、本人が相談や援助の場に登場しやすくなると考えられています。そのため精神保健福祉センターでは、家族に対する相談も行っているほか、家族向けの支援プログラムも提供されています。

2) 保健所[22]

　患者や家族の居住地によっては、精神保健福祉センターへの距離が遠く、アクセスが困難なため、来所による相談をしにくいという場合も少なくありません。このような場合は、最寄りの保健所への相談を検討し

てください。薬剤師と保健所との接点は、薬務課（薬剤師免許の更新など）が中心ですが、保健所にも精神保健福祉の担当者（保健師や精神保健福祉士）が配置されており、依存症に関する相談（本人及び家族）を受けることができます。

3）精神科医療施設

　精神科医療施設では、中毒性精神病（幻覚や妄想など）に対する治療のほか、薬物乱用問題の根底にある薬物依存に焦点を当てた治療が行われています。幻覚や妄想に対する治療は抗精神病薬などの薬物療法が有効ですが、薬物依存症に対する薬物療法は未だ開発段階にあります。なお、全国の依存症の拠点病院及び専門病院は、厚生労働省の「依存症拠点機関事業」のホームページで確認することができます（http://japan-addiction.jp/）。

　現在、我が国で研究と開発が進められているのは、ワークブック形式の認知行動療法プログラムです（図1-16参照）。これは、米国Matrix研究所がコカイン乱用者向けに開発した外来型プログラム[23]を基に、覚せい剤を中心とした日本独自の状況にアレンジを加えた認知行動療法プログラムです。神奈川県立せりがや病院（現・神奈川県立精神医療センター）の精神科医らによって作られたことから、SMARPP (Serigaya Methamphetamine Relapse Prevention Program) と呼ばれています[24,25]。

　SMARPPでは、薬物依存者の再発（再乱用）を「**引き金モデル**」で捉えています。引き金モデルは、薬物依存者が様々な引き金（トリガー）に刺激され、薬物を使うことを考え始め、使いたい気持ち（渇望）が大きく膨らみ、その渇望に押し潰される形で再乱用を繰り返すという考え方です（図1-17参照）。引き金には、**外的な引き金**

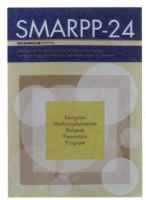

図1-16　SMARPP-24のワークブック

（人、場所、物など）や、**内的な引き金**（怒りや悲しみなどの感情）があり、個々の患者によって異なります。SMARPPによる治療は、この**引き金を特定する**ことから始まります。そして、引き金に出会わないための生活習慣や、引き金に出会った時の対処行動を身に付けていきます。

　2017年12月時点において、薬物依存症に対する認知行動療法プログラム（SMARPP等）を提供している医療施設は、全国で61施設です。しかし、そのうち24施設は、医療観察病棟[a]あるいは、アルコール依存患者のみへの提供であり、薬物依存症に対して、SMARPPを提供しているのは、37施設となります。つまり、薬物依存症に対する受け皿のさらなる拡充が期待されます。最新情報は、国立精神・神経医療研究センター薬物依存研究部のホームページでご確認ください（http://www.ncnp.go.jp/nimh/yakubutsu/index.html）。

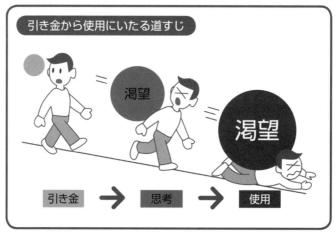

図1-17　再乱用の引き金モデル（出典：国立精神・神経医療研究センター　近藤あゆみ　診断治療開発室長）

---

[a] 医療観察病棟：心神喪失又は心神耗弱の状態、つまり精神の障害のために善悪の区別がつかないなど、通常の刑事責任を問えない状態で殺人、放火等の重大な他害行為を行った人の社会復帰を促進することを目的とした処遇制度のこと。

4) ダルク

　ダルクとは、Drug Addiction Rehabilitation Center の頭文字をとった DARC のことです。公的機関ではなく、民間施設であり、施設によっては NPO 法人として運営されています。ダルクの特徴は、**当事者（元薬物依存者）が回復者スタッフとして働いている**という点です。まさに、当事者による当事者のための回復支援施設です。1985 年に東京都荒川区で立ち上げられたダルクは、現在では全国 80 施設以上に広がっています[26]。薬物を使わない生活を続けるために、共同生活を通じて規則正しい生活習慣を身に付けていきます。基本的なプログラムは、12step プログラムに基づくミーティングです（図 1-18 参照）。ミーティング以外にも、農作業、琉球太鼓（エイサー）の演舞などを取り入れている施設もあります。

　ダルクの活動は幅広く、薬物乱用・依存に関する相談事業（電話、来所）を随時行っているほか、地域の清掃活動、イベント（お祭りなど）

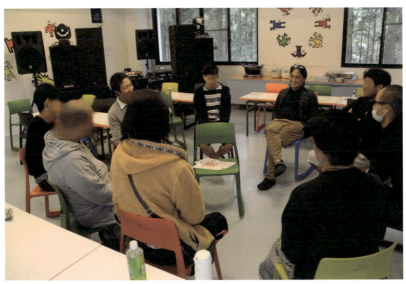

図1-18　ダルクでの回復プログラムの様子（出典：藤岡ダルク）

への参加を通じて、地域との交流を図っている施設も少なくありません。また、刑務所、精神病院などへのメッセージ活動（当事者による体験談）や、教育機関での薬物乱用防止教育にも力を入れています。

多くのダルクではホームページを開設しているので、インターネットによる検索で最寄りのダルクを見つけることは比較的容易になりました。まずはホームページやダルクが出版している書籍などを読むことからダルクの活動を知ることができます。また、当事者でなくても、参加できるイベント（フォーラム）も定期的に開催されていますので、当事者の体験談を聴くこともできます。

9. おわりに

この講義を聴き終えたあなたは、ちょっとモヤモヤした気持ちになっているかもしれません。「でも結局、薬物乱用って犯罪でしょ？」、「薬剤師が犯罪者の手助けなんてしちゃっていいの？」こんな疑問が浮かんでいるかもしれません。

麻薬や覚せい剤を使うことは確かに犯罪です。しかし、**薬物乱用がやめられないのは、薬物依存症という病気が原因**なのです。言うまでもなく、薬物乱用者を刑務所に収容するだけでは、薬物依存症を治すことはできません。つまり、薬物問題は、司法的な問題であると同時に医療的な問題でもあるのです。さらに、我が国の薬物問題は、危険ドラッグ、処方薬乱用など「使っても捕まらない物質」が中心になりつつありますので、司法的なアプローチ（規制や取り締まりの強化など）にも対応に限界があると言わざるを得ません。

我が国における「ダメ。ゼッタイ。」を合言葉とする薬物を使わせないための取り組み（いわゆる、一次予防）は、超一流です。国際的に見ても奇跡的に低い薬物乱用状況を維持しています。しかし、いったん薬物に手を出してしまうと、状況は一変します。薬物乱用者に対する早期発見・早期介入（二次予防）や、再発予防やリハビリテーション（三次予防）は、残念なことに三流以下と言わざるを得ない状況です。冒頭で

第 1 章　大学生のためのわかりやすい薬物乱用の話

お話ししたように、「再乱用防止」は、第四次薬物乱用防止五か年戦略に掲げられている目標の一つでもありますが、依存症の専門家は限られている上に、治療の受け皿はいつも不足している貧困状態です。

　これから薬剤師になるあなたから「大学生である私に何ができるでしょうか？」と聞かれたら、「**まずは、当事者（回復者）に会ってください**」とお答えしたいと思います。以前、ある薬剤師から「薬物依存患者に一度も会ったことがない」という話を聞いて驚いた経験があります。その薬剤師は、子どもたちに薬物乱用防止教育を行う熱心な学校薬剤師であったので、その驚きは跳ね上がりました。薬物依存という病気、そして病気を抱えた患者の有り様を知らずに防止教育を行うことには、運転免許を持たない無免許者が、眉間にシワを寄せながら交通安全を訴えているような違和感を覚えました。

　あなたのお住まいの近くにダルクがあれば、当事者の活動に触れてみませんか。ダルクには、かつて薬物依存症で苦しんでいた回復者スタッフが働いています。近くになければ、当事者が書いた手記や書籍を読むところから始めるのも方法です。まずは、彼らの語る言葉に耳を傾けてみてください。あなたの心のどこかにある「**自分とは違う世界の人たち**」という**気持ちがスーッと消え**、客観的な視点で薬物問題を捉え、共感的、受容的な態度で薬物乱用・依存者と接することができるようになるかもしれません。

参考文献

1. 嶋根卓也（分担翻訳）：13 部青年期の医学 108 章薬物乱用、『ネルソン小児科学 原著第 19 版』（監修：衛藤義勝）エルゼビア・ジャパン，東京，pp 782-798, 2015.
2. 上條吉人：一般救急医療機関における危険ドラッグ関連障害患者の臨床的特徴、『危険ドラッグ対応ハンドブック』、日本精神科救急学会、pp26-31, 2015.
3. 福永龍繁：危険ドラッグ関連死から見えてくる有害性・問題点、『危険ドラッグ対応ハンドブック』、日本精神科救急学会、pp32-35, 2015.
4. 舩田正彦：合成カンナビノイド誘導体の薬理学的特性とその乱用について、

日本アルコール・薬物医学会雑誌 45, 167-174, 2010.
5. Tomiyama K, Funada M: Cytotoxicity of synthetic cannabinoids on primary neuronal cells of the forebrain: the involvement of cannabinoid CB1 receptors and apoptotic cell death. Toxicol Appl Pharmacol. 274:17-23. 2014
6. 松本俊彦、他：全国の精神科医療施設における薬物関連精神疾患の実態調査、平成28年度厚生労働科学研究費補助金（医薬品・医療機器等レギュラトリーサイエンス政策研究事業）危険ドラッグを含む薬物乱用・依存状況の実態把握と薬物依存症者の社会復帰に向けた支援に関する研究、分担研究報告書、100-136, 2017.
7. 嶋根卓也、邱冬梅、和田清：薬物使用に関する全国住民調査（2017年）、平成29年度厚生労働科学研究費補助金（医薬品・医療機器等レギュラトリーサイエンス政策研究事業）薬物乱用・依存状況等のモニタリング調査と薬物依存症者・家族に対する回復支援に関する研究、分担研究報告書、7-148, 2018.
8. 嶋根卓也、他：飲酒・喫煙・薬物乱用についての全国中学生意識・実態調査（2016年）平成28年度厚生労働科学研究費補助金（医薬品・医療機器等レギュラトリーサイエンス政策研究事業）危険ドラッグを含む薬物乱用・依存状況の実態把握と薬物依存症者の社会復帰に向けた支援に関する研究、分担研究報告書、15-74, 2017.
9. ESPAD: The 2011 ESPAD Report Substance Use Among Students in 36 European Countries, 2012.
10. Matsumoto T, et al.: Clinical features of patients with designer-drug-related disorder in Japan: a comparison with patients with methamphetamine- and hypnotic/anxiolytic-related disorders. Psychiatry Clin Neurosci.68:374-82, 2014.
11. National Institute on Drug Abuse: Drugs, Brains, and Behavior-The Science of Addiction-2007 ; 6.
12. 嶋根卓也：危険ドラッグ：夜の繁華街の若者における乱用実態．日本臨牀，第73巻第9号，1491-1496, 2015.
13. 松本俊彦、他：わが国における最近の鎮静剤(主としてベンゾジアゼピン系薬剤)関連障害の実態と臨床的特徴 覚せい剤関連障害との比較．精神神経学雑誌 113(12): 1184-1198, 2011.
14. 松本俊彦、他：Benzodiazepines使用障害の臨床的特徴とその発症の契機となった精神科治療の特徴に関する研究，日本アルコール・薬物医学会雑誌．47(6); 317-330, 2012.
15. 大倉隆介、他：精神科病床を持たない二次救急医療施設の救急外来における向精神薬過量服用患者の臨床的検討、日本救急医学会雑誌 19：901-913, 2008.

16. Rodham K, et al.:Reasons for deliberate self-harm: comparison of self-poisoners and self-cutters in a community sample of adolescents. J Am Acad Child Adolesc Psychiatry. 43:80-7, 2004.
17. Owens D, et al.: Mortality and suicide after non-fatal self-poisoning: 16-year outcome study. Br J Psychiatry 187:470-475, 2005.
18. Hirokawa S, et al. Psychosocial and psychiatric characteristics of suicide completers with psychiatric treatment before death: A psychological autopsy study of 76 cases. Psychiatry Clin. Neurosci. 66: 292–302, 2012.
19. Kodaka M, et al.: Factors associated with attitudes toward suicide: Among Japanese pharmacists participating in the Board Certified Psychiatric Pharmacy Specialist Seminar. Crisis 34: 420–427, 2013.
20. Shimane T, et al: Clinical behavior of Japanese community pharmacists for preventing prescription drug overdose. Psychiatry Clin. Neurosci. 69: 220-227, 2015.
21. 全国精神保健福祉センター長会：全国精神保健福祉センター一覧. http://www.zmhwc.jp/centerlist.html
22. 全国保健所長会：保健所一覧. http://www.phcd.jp/03/HClist/
23. Obert, J. L, et al.: The matrix model of outpatient stimulant abuse treatment: history and description. Journal of Psychoactive Drugs, 32, 157-64, 2000.
24. 小林桜児、他：覚せい剤依存患者に対する外来再発予防プログラムの開発 Serigaya Methamphetamine Relapse Prevention Program(SMARPP). 日本アルコール・薬物医学会雑誌. 42(5)、507-521、2007.
25. 松本俊彦、他：SMARPP-24 物質使用障害治療プログラム、金剛出版、東京、2015.
26. 宮永耕、他：薬物依存症者に対する支援活動の実態と課題に関する研究(2). 平成26年度厚生労働科学研究費補助金(医薬品・医療機器等レギュラトリーサイエンス政策研究事業)「脱法ドラッグ」を含む薬物乱用・依存状況の実態把握と薬物依存症者の「回復」とその家族に対する支援に関する研究, 研究報告書. Pp181-189, 2015.

Breaktime

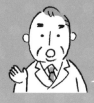

薬物依存研究の専門家の講義を聴いてどうでした？

基本的なことを、実は知っていなかったことがわかりました。

「学校の先輩や友達に仲間外れにされたくないからつい薬物に手を出してしまった」というエピソードは容易に想像できるな。一方で、僕たちくらいの年代でも「生きづらさ」が原因で薬物乱用や過量服薬に至る人がいるんだね。複雑な気持ちになるよ。

薬剤師になったら、薬で不安を抱えている人の悩みをしっかり聴いて、依存などで乱用させることのないように頑張っていきたいと強く思いました。

「ダメ。ゼッタイ。」だけでは、リピーターになってしまう人を助けられないことはわかったけど、危険ドラッグについては、そもそも販売できないように取り締まればいいのに……。何となく対応が後手後手になっているようなニュースを聞きました。

そうだよね。
今は法律も変わったようだけど……。

最近の危険ドラッグに関する問題と販売や罰則規制の難しさ、制度改正などについて来週と再来週に講義があるよ。

楽しみになってきました！

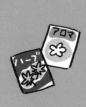   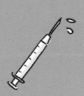

第2章
危険ドラッグへの取り組みと法制度

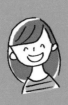

最近まで、危険ドラッグの広がりは、取り締まりと法の網の目をくぐり抜ける手口のイタチごっこだなんて言われていたよね。

今日と来週の授業では、取締法令の変遷なんかも聴けるかな?

先生が来たよ。

今日は、公益社団法人日本薬剤師会公衆衛生委員会の委員を務めている先生から、危険ドラッグの概要として危険ドラッグの特徴や最近の事件等を含めて話を伺います。また、規制のための取り組みの一部についても触れますから、しっかり聴いておいてください。

1. 最近の危険ドラッグの特徴

　危険ドラッグの国内販売店は、平成26年3月時点で215店舗も存在していましたが、法律の整備が進み、規制がかけられるようになり平成27年7月にはこれらの店舗は皆無となりました。この危険ドラッグの乱用は国内では10数年にも及び、たびたびその危険性がマスコミでも取り上げられました。しかし昨今、危険ドラッグがマスコミに登場することは少なくなり、国内では大麻事犯の増加、その4割が20歳代以下の若者であったりすることから、大麻乱用の再興が懸念されています。その一方で、危険ドラッグがコンビニ、ガソリンスタンド、通販サイトなどで販売されている米国では、それによる健康被害が相次ぎ、平

成30年4月にはシカゴを中心としたイリノイ州で、56人が激しい出血の症状に見舞われ、うち2人が死亡したと発表されています。これらがいつ日本に再登場するかわかりません。

危険ドラッグは麻薬などと類似の作用があるにもかかわらず規制を受けない薬物、つまり**「捕まらない薬物」**として、合法ドラッグなどといわれ、乱用されてきました。しかし、実際「捕まらない薬物」=「問題のない薬物」などと勘違いすることによって、同時に乱用による依存症も進んでしまいます。すぐにでも薬物を使いたくなり、薬物を購入した直後の事故も急増しました。

危険ドラッグの一つである合成カンナビノイドを購入した直後に服用して（吸って）起こした自動車事故「1名が死亡、6名が重軽傷を負った池袋の事件」は皆さんのご存じのとおりです。この時の運転手（被告）は平成27年2月10日の東京地裁の公判で、「合成カンナビノイドを吸った後、警察官に声をかけられるまで意識を失っていた。運転に当たり危険だとの認識はなかった」と語っています。

実は、このような危険ドラッグによる事件は、その以前から知られていました。合成カンナビノイドを植物にまぶした危険ドラッグを服用した事例です。平成24年1月の事件ですが、ある国道において交通事故が発生し、現場では運転者が運転席で痙攣しながら嘔吐していました。運転者は意味不明な言動を発し、暴れ出したため、警察官と救急隊員が取り押さえようとしましたが、静止しないので、救急車内で三角巾を用い拘束したそうです。約20分後に意識は正常に戻りました。運転者いわく、購入した危険ドラッグを灰皿の上で焚いたところ気持ちが悪くなり、意識も朦朧となり事故を起こしたということでした。

2. 危険ドラッグの有害性とヒトへの作用の変化

危険ドラッグの主な有害成分としては、大麻の主成分に類似する作用を示す**合成カンナビノイド系の成分**と、覚せい剤の化学構造に類似する**合成カチノン系の成分**の2種類があります。

危険ドラッグの大きな特徴の一つは服用方法にあり、作用が発現するのに要する時間が短いということです。危険ドラッグを燃やして吸入したり、タバコに混ぜて喫煙したりすることによって、気化した成分が肺から血中に溶け込みます。経口で服用した成分と異なり、これらは血液によって肝臓を通ることなしに脳の海馬に運ばれ、神経伝達物質をコントロールする部位に作用することになります。したがって、早い場合には服用してから数分で、陶酔感や幻覚などの作用が発現します。これらの成分の多くは、その後肝臓で水酸化されたり、抱合体となったりして、水に溶けやすい成分に変えられ、腎臓から尿として排泄されます。

　平成22年の米国中毒センターの報告によると、当時の合成カンナビノイドを服用すると、表2-1からもわかるとおり、興奮・易刺激性、精神錯乱、幻覚・妄想のような異常行動を起こすものが約半分（計44.8%）ありました。

表2-1　合成カンナビノイドを服用した際の諸症状（平成22年当時）

当時の合成カンナビノイドを服用すると・・	
頻脈	40.0%
興奮・易刺激性	23.4%
嘔吐	15.3%
精神錯乱	12.0%
悪心	10.0%
幻覚・妄想	9.4%
高血圧	8.1%
めまい	7.3%
胸痛	4.7%

平成22年
　1,353名の中毒症状
米国中毒センターからの情報

初期の危険ドラッグは、喫煙者の44.8%が異常行動を起こすものでしたが、現在の薬物はそれ以上に作用が強く、急性腎不全を起こす者が多い。

　合成カンナビノイド系の薬物や合成カチノン系の薬物は、基本骨格（図2-1参照）に、例えばハロゲンやアルキル基等の置換基を付加するだけで、規制されている化合物とはちょっとだけ構造が違った化合物になります。このように、規制されている化合物とは異なる別のものを

作って販売することを繰り返し、次々とこれまでに使用経験のない新規の化合物や品質の粗末なもの、あるいはもっと作用の強いものが製造され、「捕まらない」という特徴を売りに流通してきました。

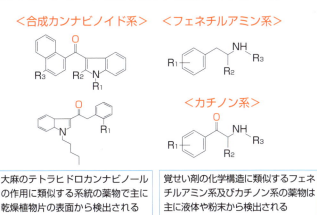

図2-1　合成カンナビノイド系や合成カチノン系の薬物の化学構造

　池袋の事件に続き、平成26年9月に2週間余りで9名の死亡が伝えられたハートショットもその一つです。これも合成カンナビノイド系の薬物ですが、危険性ははるかに高いものとなっています。このことは、平成26年の危険ドラッグによる死亡者数、12人（7月）、23人（8月）、29人（9月）、18人（10月）といった報道からもわかります。

3. 治療の難しさ

　平成26年8月の報道では、元県議が危険ドラッグを使用したことで辞職し、その後、危険ドラッグを使用するきっかけとなった「うつ」の治療で入院しました。しかし、入院後も危険ドラッグはやめられず吸い続けたそうです。一度依存してしまうと、なかなか抜け出せない、治療が難しいというのも危険ドラッグによる薬物依存の怖さです。
　薬物に関する相談や治療の施設については、先週の講義にもあった「薬物乱用・依存に対するサポート」の施設（p.36〜40参照）で対応

していますが、医療施設も十分にあるとはいえない状況に加え、そもそもの治療が難しいため、患者本人も相当苦しいのが現実です。

4. 危険ドラッグの分析

　法律では、指定薬物の輸入、製造、販売、所持、使用、購入等が原則禁止され、その取り締まりは厳しくなりました。現場では危険ドラッグを使用したことを証明するためには、使用したと思われるパイプ（図2-2参照）、唾液・口腔内容物、尿中から代謝産物などを分析し、検出する必要があります。そのような鑑定は、各都道府県の科学捜査研究所で実施していますが、検出成分が微量だったり、使用から時間が経っていたり、さらには増え続ける危険ドラッグに対する標準物質が用意できていなかったりなど、**鑑定機関においても課題があります**。また、鑑定しても、まだ指定薬物に指定されていなかったという問題もありましたが、こちらは後ほど説明する包括指定によりかなり迅速に対応が進んでいます。

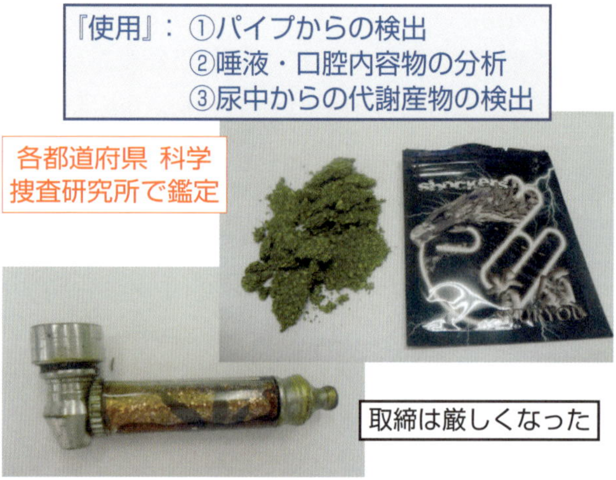

図2-2　危険ドラッグの鑑定について

第2章　危険ドラッグへの取り組みと法制度

5. 危険ドラッグ及び薬物乱用に関する薬剤師の取り組み（日本薬剤師会の活動から）

　危険ドラッグに関する学校薬剤師等の取り組みを促進するために、日本薬剤師会では、「STOP! 危険ドラッグ」との標題で、薬剤師会員向けに基本スライドを配布しています（図2-3から図2-6参照）。スライド情報は日本薬剤師会ホームページの更新情報の【2015.03.27】平成27年3月4日：学校薬剤師会部会全国担当者会議資料（危険ドラッグ等）から入手できます。［会員限定となります点はご留意下さい。］

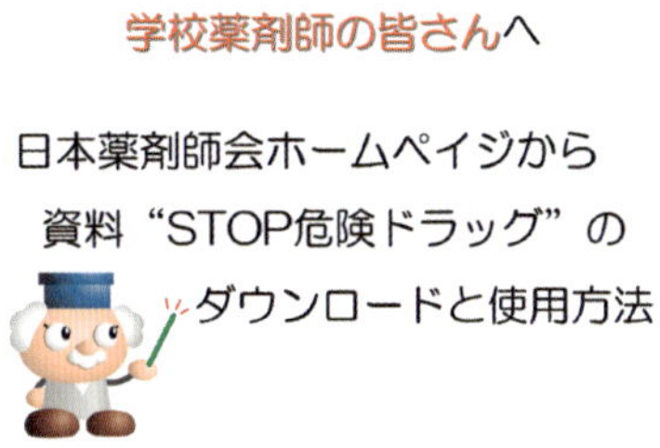

学校薬剤師の皆さんへ

日本薬剤師会ホームペイジから
資料"STOP危険ドラッグ"の
ダウンロードと使用方法

図 2-3

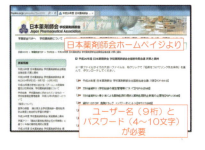

図 2-4

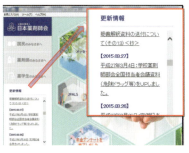

図 2-5

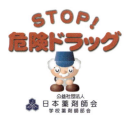

図 2-6

　このスライドでは、薬物乱用とは何か、乱用薬物の分類、厳しい罰則（国内、海外）、危険ドラッグとは何かとして、**ハーブ系、アロマ系、飲食物系、試薬系、植物粉末系、ビデオクリーナー・バスソルト系**といっ

た種類別に乱用薬物が写真でわかりやすく提示され、断り方などの基本的な内容も掲載されています。また、さらに詳しい「STOP！ 危険ドラッグ〜その疑問、薬剤師が答えます〜」というスライドもあり、薬剤師が各学校等でわかりやすく解説する上で参考や助けになればと思っています。

平成26年に急に事故や事件が増えて、国が対策を行ったことはわかりましたが、そもそも危険な薬物なのに捕まらない特徴を持つことが理解しにくいですね。

そうだよね。危険ドラッグって昔からあったのだから、もっと前から徹底的に対策をとっていればよかったのではないでしょうか。

うーん……要はドラッグの構造を微妙に変えて、うまいこと規制を擦り抜けられるようにしたものが次から次へと出回るからじゃないのかな。

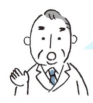
その疑問に関しては、危険ドラッグ対策の規制に関する過去からの取り組みについても少し見てみる必要があります。それについては、別の先生からも続いてお話ししてもらいましょう。

お願いします！

6. 総理指示（いわゆる「脱法ドラッグ」に関して）

　これまでも政府は薬物乱用防止対策に取り組んできており、昭和45年6月5日には、総理府（現在の内閣府）総務長官を本部長とする「薬物乱用対策推進本部」を総理府に設置し、その後毎年度「薬物乱用防止対策実施要綱」を定めて関係省庁による対策を実施してきました。その後、青少年による覚せい剤乱用の深刻化等の状況にかんがみ、平成9年1月17日には、薬物乱用対策について、関係行政機関相互間の緊密な連携を確保するとともに、薬物に対する強力な取り締まり、国民の理解と協力を求めるための広報啓発その他総合的かつ積極的な施策を推進するため、同本部を廃止し、新たに内閣総理大臣を本部長とする「**薬物乱用対策推進本部**」を内閣に設置しました（平成20年12月に「薬物乱用対策推進会議」に改組）。同本部は、平成10年5月26日に「**薬物乱用防止五か年戦略**」を策定し、以後5年ごとに、五カ年戦略を策定しており、現在は、平成25年8月7日に決定した「**第四次薬物乱用防止五か年戦略**」に基づき薬物乱用防止対策を推進しています。

　それでも、先ほどの講義にもあったように、池袋での死傷事故を契機に、続発した危険ドラッグの事故に関する緊急対応を政府として実施すべく、平成26年7月8日に総理指示が出されるに至っています。

総理指示（いわゆる「脱法ドラッグ」に関して）

　いわゆる「脱法ドラッグ」の乱用者が犯罪を犯したり、重大な交通死亡事故を引き起こしたりする事案が後を絶たず、深刻な社会問題となっていることから、以下の3点を指示する。

---

1. 違法薬物やいわゆる「脱法ドラッグ」の販売等についての実態を徹底して把握するとともに、その危険性についての国民への啓発を一層強化すること
2. 海外情報を積極的に活用するなどして、できるだけ速やかに指定薬物の指定を行うとともに、違法薬物やいわゆる「脱法ドラッグ」に起因する犯罪等の取締りを徹底すること

3. いわゆる「脱法ドラッグ」の規制のあり方について、新しい薬物乱用の広がりに対処すべく、「できることは全て行う」という基本姿勢で、見直しの検討を行うこと

7. 危険ドラッグの根絶のための緊急対策

　この総理指示等を受けて、森内閣府特命担当大臣を議長とする薬物乱用対策推進会議において、平成26年7月18日に「**危険ドラッグの根絶のための緊急対策**」について、政府としての対応の取りまとめが行われました。

　内容としては、総理指示を踏まえて、「脱法ドラッグ」の乱用を根絶すべく、まずできることすべてについて迅速に取り組むとともに、さらに政府一丸となった取り組みを強化すべく、緊急対策として取りまとめを行っています。緊急対策の内容としては、この後に記載しますが、**実態把握の徹底とその危険性についての啓発強化、指定薬物の迅速な指定と犯罪の取り締まりの徹底、規制のあり方の見直し**の3つを柱としています。政府としても強い危機感を持って、「**できることはすべて行う**」という基本姿勢で取りまとめていることがわかるかと思います。

平成26年7月18日薬物乱用対策推進会議（平成26年8月7日一部改正）
危険ドラッグの乱用の根絶のための緊急対策

　昨今、合法ハーブ等と称して販売される薬物（危険ドラッグ）の乱用者が犯罪を犯したり、重大な交通死亡事故を引き起こしたりする事案が後を絶たず、深刻な社会問題となっている。危険ドラッグの更なる乱用拡大を防止し、新たな乱用薬物に迅速かつ的確に対応することは、まさに喫緊の課題である。

　こうした中、青少年が薬物乱用等の非行に陥りやすい夏休み期間を迎えることから、危険ドラッグの乱用の根絶を図るため、第四次薬物乱用防止五か年戦略及び平成26年7月8日に開催された薬物乱用対策推進会議における内閣総理大臣指示を踏まえ、政府一体となって、当面以下の対策を強力に推進することとする。

1 危険ドラッグの実態把握の徹底とその危険性についての啓発強化

(1) 危険ドラッグの実態把握の徹底

- 都道府県警察、地方厚生局麻薬取締部及び都道府県等の衛生主管部局が連携・情報共有を一層強化し、実効性のある乱用防止対策に資するよう、インターネット広告の監視や買い上げ調査等を通じて、危険ドラッグの販売・乱用等の実態把握を徹底する。（警察庁・厚生労働省）

- 危険ドラッグのインターネット上における流通拡大を防止するため、インターネット上でこれらの薬物に関する違法・有害情報を確認した場合には、サイトを運営する事業者・プロバイダーへの情報提供及びサイトの削除要請・注意喚起を徹底する。また、インターネット・ホットラインセンターの通報等の対象情報の範囲の見直しについて検討を要請するほか、これらの情報に対するプロバイダー等によるガイドライン・契約約款等に基づく送信防止措置・注意喚起等、同ガイドラインの周知徹底、これらの薬物を検索した場合に薬物の危険性を広報するホームページが優先的に表示される取組等の民間の事業者による自主的な取組がより効果的に行われるよう、必要な支援を行う。（内閣府・警察庁・総務省・厚生労働省）

- 特定商取引法に定める通信販売についての広告にかかる表示義務（事業者名、住所等）に違反しているおそれのある通信販売サイトに対し、事業者名や住所などを正しく表示させるなどの適切な措置を講ずるとともに、警察庁、厚生労働省及びプロバイダー（当該通信販売サイトにインターネット接続サービスを提供する業者）に対して、当該通信販売サイトに関する情報提供を行う。（消費者庁）

(2) 危険ドラッグの危険性についての啓発の強化

- 危険ドラッグについては、指定薬物に該当しないものについても、精神毒性等から相当の危険性があると判明した段階で、速やかに、国民に対して、これらの薬物を所持・使用しないよう勧告を行うなど、迅速かつ効果的な情報発信に努める。（厚生労働省）

- 「あやしいヤクブツ連絡ネット」を効果的に活用して、危険ドラッグの関連情報を一元的に収集し、必要な情報については、広報啓発等を通じて積極的に提供する。（厚生労働省）

- 青少年に訴求性の高い広報媒体や手法の活用に配意しつつ、危険ドラッグの危険性についての正しい理解の周知徹底とこれらの薬物に手を出させないための規範意識の醸成に重点を指向して、メディアを通じた効果的な広報啓発を行う。とりわけ、スマートフォンを始めとする新たなインターネット接続機器やサービスが急速に普及し、青少年が保護者の眼の届かないところでインターネット上の違法・有害情報にアクセスして、

これらの薬物の乱用に巻き込まれる危険性が高まっていることから、青少年がこれらの薬物に関する情報を閲覧することを防止するためのフィルタリングの徹底等を促すとともに、インターネット上におけるこれらの薬物の販売・乱用等の実態についての積極的な情報提供に努める。（内閣官房・内閣府・警察庁・総務省・文部科学省・厚生労働省）
- 薬物乱用防止教室、学校警察連絡協議会等を通じて、健康被害事例等に係る情報提供を積極的に行うとともに、各種啓発資料について、都道府県教育委員会等に対して周知し、危険ドラッグを含む薬物の乱用防止について適切な指導を依頼する。（警察庁・財務省・文部科学省・厚生労働省）
- インターネット上で危険ドラッグに関する違法・有害情報を確認した場合に、的確な対応がなされるよう、関係機関の相談窓口やインターネット・ホットラインセンター等の役割の周知を図るとともに、同センター等への違法・有害情報の通報を積極的に促すなど、違法・有害情報の排除に向けた気運を一層高めるよう、必要な支援を行う。（警察庁・総務省・厚生労働省）
- 都道府県等に対して、夏休み期間等の節目となる時期を捉えて、危険ドラッグの危険性についての広報啓発活動や、青少年が危険ドラッグを販売する店舗に入店しないようパトロール等を重点的に行うように依頼する。（内閣府・警察庁・消費者庁・法務省・財務省・文部科学省・厚生労働省）
- 広報啓発活動に際しては、危険ドラッグの乱用者やその家族、何らかの兆候を把握した地域住民等が、早期に身近な相談機関に相談できるよう、地域における関係機関の各種相談窓口の周知徹底を図る。また、これらの薬物の乱用の問題を抱える青少年やその家族等が、具体的なニーズに応じて継ぎ目なくきめ細やかな支援が受けられるよう、地域の関係機関・団体等が連携して行う支援制度、取組、相談窓口等について、適切な周知に努める。（内閣府・警察庁・消費者庁・法務省・厚生労働省）

2 指定薬物の迅速な指定と危険ドラッグに係る犯罪の取締りの徹底
 (1) 海外情報の積極的な活用等を通じた危険ドラッグの指定薬物への迅速かつ効果的な指定
- 海外の流通実態や危険情報を基にして、海外で流通実績のある物質について、国内流通前に迅速かつ効果的に指定薬物の指定を行う。（厚生労働省）
- 指定薬物としての精神毒性等の判明した物質を速やかに指定するため、指定要件となっている薬事・食品衛生審議会を、必要に応じ適時開催することにより、迅速かつ効果的な指定薬物の指定を行う。また、指定薬物の指定にあたって、緊急を要し、あらかじめ意見を聴くとまがない場

合には、個別の事案ごとに応じて、指定手続の特例を適用し、当該手続を経ないで指定を行う。（厚生労働省）
・指定薬物の指定を迅速化するための環境整備として、店頭に新しい製品が流通した場合に速やかに分析・鑑定をするため、買い上げ又は収去した製品の分析・鑑定体制を充実強化する。（厚生労働省）
・国際的な環境整備として、国連薬物犯罪事務所（UNODC）等との連携を通じて、未規制物質の国際的な情報交換を促進し、海外情報の積極的な活用を図る。（外務省）

(2) 危険ドラッグに係る犯罪の取締りの徹底
・都道府県警察、地方厚生局麻薬取締部及び都道府県等の衛生主管部局が連携・情報共有を強化し、危険ドラッグを販売している可能性がある店舗等に対し、一斉合同立ち入り検査等を実施するなど、積極的に立ち入り検査、指導・警告を実施する。（警察庁・厚生労働省）
・都道府県警察及び地方厚生局麻薬取締部が連携・情報共有を強化し、合同（共同）捜査等の枠組みを積極的に活用して、集中的な取締りを実施するなど、危険ドラッグの乱用者に対する取締り及び販売店舗等に対する突き上げ捜査等を徹底する。（警察庁・厚生労働省）
・多様化する薬物の鑑定方法の研究を進めるとともに、指定薬物の判定に必要なデータベース、鑑定資機材、鑑定体制等の充実を図るなど、鑑定の高度化を図る。（警察庁・厚生労働省）
・違法薬物を含め、危険ドラッグに関し、水際対策等の徹底により薬物の国内流入阻止に繋がるよう、関係省庁間の連携・情報共有を一層強化する。（警察庁・財務省・厚生労働省・海上保安庁）
・危険ドラッグに関係する刑事事件について、都道府県警察や地方厚生局麻薬取締部等の関係機関と緊密に連携し、関係法令を適切に運用して、厳正に対処する。（法務省）

3　危険ドラッグの規制のあり方の見直し
・新たな薬物が次々に登場する状況を押さえるため、化学構造の一部が共通している特定の物質群を指定薬物として包括的に規制する包括指定の効果的な運用等について検討する。（厚生労働省）
・指定薬物に該当しない場合における無承認の医薬品としての取締手法や、指定薬物である疑いがある物品の検査命令及び販売停止命令措置の効果的な運用方法について、関係省庁と連携して検討する。また、当該措置において物品の分析・鑑定が速やかに行えるような体制の充実強化を図るとともに、現場で幻覚等の作用を判別できるような検査方法の研究を検討する。（厚生労働省）
・危険ドラッグの乱用・販売等の実態等を踏まえ、新しい薬物乱用の広がり

りに迅速かつ的確に対処すべく、これらの薬物の乱用・販売等に対する規制の見直しやその乱用に起因する事故や犯罪の抑止に資する新たな取組につき、随時、必要な検討を行う。(警察庁・厚生労働省)

　以上が「危険ドラッグの根絶のための緊急対策」ですが、8月7日に改正される前の7月18日版の3では、「いわゆる『脱法ドラッグ』の名称について、これらの薬物が危険性の高い薬物である認識を国民に根付かせることができるよう、訴求性の高い新しい名称を募集・検討し、速やかに結論を得る。(警察庁・厚生労働省)」の記載がありました。

　そこで、厚生労働省と警察庁は、下記のように募集を行いました。

平成26年7月
警察庁
厚生労働省

「脱法ドラッグ」に代わる呼称名の意見募集について

　警察庁及び厚生労働省では、いわゆる「脱法ドラッグ」※について、乱用者が犯罪を犯したり、重大な交通死亡事故を引き起こしたりする事案が後を絶たない社会問題となっていることを受け、いわゆる「脱法ドラッグ」は危険な薬物であるという内容にふさわしい呼称名を募集します。
　募集内容、募集方法及び意見募集期間は次のとおりです。
1　募集内容
「脱法ドラッグ」に代わる呼称名を募集します。なお、呼称の見直しを望まない方は、「脱法ドラッグ」という用語に対する御意見でも結構です。
　※「脱法ドラッグ」とは、規制薬物(覚せい剤、大麻、麻薬、向精神薬、あへん及びけしがらをいう。)又は指定薬物(薬事法第2条第14項に規定する指定薬物をいう。)に化学構造を似せて作られ、これらと同様の薬理作用を有する物品をいい、規制薬物及び指定薬物を含有しない物品であることを標榜しながら規制薬物又は指定薬物を含有する物品を含みます。
2　新名称の要件
○　危険性の高い薬物であることが理解できること。
○　幅広い世代まで理解できること。
○　「ハーブ」という呼称名は特に危険性について誤解を与えることから、原則使用しないこと。

> ○ 公序良俗に反しない表現であること。
> 4 意見募集期間
>   平成26年7月5日（土）から
>   平成26年7月18日（金）までの間（消印有効、送信分まで）
> 5 注意事項
>   （略）

　この募集の結果、新たな名称は「危険ドラッグ」に決定しました。その応募数は102件でした。この他にも、準麻薬（183件）、廃人ドラッグ（140件）、危険薬物（123件）、破滅ドラッグ（110件）、有害ドラッグ（95件）、違法ドラッグ（87件）、殺人ドラッグ（85件）、幻覚ドラッグ（85件）、錯乱ドラッグ（81件）といったものがありました。

　危険ドラッグが選定された理由としては、危険ドラッグ、危険薬物等「危険」を冠した呼称名が多かったことや、「危険ドラッグ」、「有害ドラッグ」等語尾に「ドラッグ」を用いた呼称名が多かったことから、双方の組み合わせである「危険ドラッグ」を「脱法ドラッグ」に代わる新呼称としたようです。なお、「危険ドラッグ」自体も多くの方の支持を得ていました。

　新呼称は、**規制の有無を問わず、使用することが危ない物質**であると明確に示すものです。なお、「麻薬」、「薬物」は、法令用語と重なるため使用を控えました、と説明されています。

8. 最近の危険ドラッグ取り締まりの経緯

　それでは、「**なぜもっと早くから徹底的な対策をしてこなかったのか**」という皆さんの疑問に近づきたいと思います。繰り返しになりますが、これまで政府は**危険ドラッグを野放し**にしてきたというわけではなく、**古くから薬物乱用対策を実施**しています。特に後に危険ドラッグと呼称される、いわゆる「脱法ドラッグ」については、厚生労働省において、麻薬に指定するなどして規制していましたが、より対策を強化するために、平成17年に検討会を設置し、6回の検討を経て提言としてまとめ

ています。

　提言の詳細は巻末の別添をご覧ください。ここでは、「違法ドラッグ（いわゆる脱法ドラッグ）対策のあり方について（提言：要旨）」を記載します。

　　　　　　　　　　　　　　　　　　　　　　平成17年11月25日

　　　　　違法ドラッグ（いわゆる脱法ドラッグ）対策のあり方について
　　　　　　　　　　　　　　（提言・要旨）
　　　　　　　　　　　　　　　　　脱法ドラッグ対策のあり方に関する検討会

1. 違法ドラッグの現状
   ○ 薬事法違反（無承認無許可医薬品）である疑いが強いにもかかわらず、「合法ドラッグ」「脱法ドラッグ」などと呼ばれ、公然と販売され、近年、青少年を中心に乱用が拡大。
   ○ 乱用拡大に伴い、死亡事故を含む健康被害が発生。また、違法ドラッグの使用をきっかけに麻薬等の使用に発展する危険性が増大（ゲートウェイ・ドラッグ）。

2. 違法ドラッグとは
   ○ 麻薬又は向精神薬には指定されておらず、それらと類似の有害性が疑われる物質であって、人に乱用させることを目的として販売等がされるもの。
   ○ どのような物質が含まれているか不明な製品が多い。
   ○ 規制を逃れるため、目的を偽装（芳香剤、研究用試薬等）して販売等がされる。

3. 現行制度における規制と問題点
   ○ 麻薬及び向精神薬取締法では、麻薬等に指定された物質については厳しい取締りを行えるが、指定には当該物質の有害性（依存性、精神毒性等）を立証する必要があるため、指定までに時間を要し、次々に含有成分の異なる製品が出現する違法ドラッグに対する迅速かつ広範な規制は困難。
   ○ 薬事法では、人体に影響を及ぼすことを目的とするものを医薬品として取り締まることが可能で、違法ドラッグもその対象である。しかし、違法ドラッグの多くは用途が偽装されているため、実効ある取締りに支障。また、個人が外国から直接購入すること（個人輸入）については規制が

ないことも問題。

4. 違法ドラッグ規制の具体的方策
   ○ 含有成分の有害性につき積極的に調査し、麻薬又は向精神薬と同様の有害性が立証された物質については麻薬等として指定し、厳しい取締りを行うべき。
   ○ 麻薬等への指定に至らない物質については、薬事法により迅速かつ広範な規制を確実に実施していくため、以下の法的整備を行うべき。
   ・違法ドラッグの成分をあらかじめ明示し、規制根拠を明確化
   ・違法ドラッグであることが疑われる製品に対する危害防止措置
   ・販売等に対する取締りに加え、個人輸入についても一定の規制を行い、違法ドラッグの入手機会を可能な限り制限

5. その他の違法ドラッグ対策
   ○ 違法ドラッグ乱用防止のための啓発活動
   ○ 関係機関間の連携強化
   ○ インターネット監視の強化

9. 指定制度導入及び指定の加速化

　この提言「違法ドラッグ（いわゆる脱法ドラッグ）対策のあり方について（提言・要旨）」に基づき、厚生労働省は平成18年に薬事法*改正を行い、**違法ドラッグを薬事法**において**指定薬物として指定する制度**を新たに導入しました。この指定薬物の指定制度による取り締まり（薬事法で指定薬物としての指定を行い、製造や販売を禁止するなど）を行い、指定省令が数次にわたって発出され、指定薬物の物質数は増えていきました。

　この指定制度を基本として、危険ドラッグの乱用の根絶のための緊急対策にもあるとおり、「新たな薬物が次々に登場する状況を押さえるた

---

*薬事法の名称は、平成26年11月25日から「医薬品、医療機器等の品質、有効性及び安全性の確保等に関する法律」に変更されていますが、本書では薬事法のままの記載を使用している場合もあります。

め、**化学構造の一部が共通している特定の物質群を指定薬物として包括的に規制する包括指定**の効果的な運用等について検討する」という内容を実行し、指定薬物の指定については、基本骨格が同じ物質を一括して指定する「**包括指定**」の本格的な活用を進め、未規制物質を迅速かつ幅広く規制することが可能となりました（図 2-7、2-8 参照）。

包括指定とは　化学構造の一部が共通する物質群を、置換部位（Rがくっつく場所）、置換基（R1、R2、R3）を特定し、一括して包括的に指定する方法

<合成カンナビノイド系>　<カチノン系>

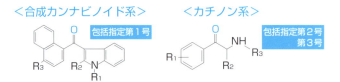

図 2-7　包括指定の概要①

指定薬物を包括指定する省令（平成 25 年 3 月）
包括指定とは：中心となる化学構造の一部が共通する物質群を、置換部位（置換基と呼ばれる化学物質がくっつく場所。この場合①と②）に、置換基を特定し、一括して包括的に指定する方法。例えば、①に 29 種の置換基、②に 13 種の置換基があった場合、ⅠとⅡの 2 種類の骨格で考えると下記のように 754 個を包括することになる。

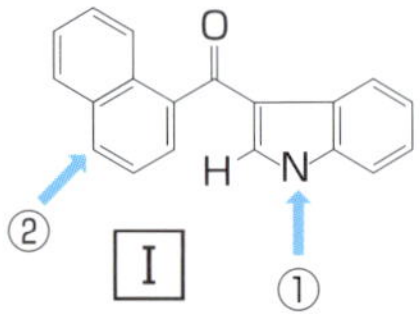

置換基①× 置換基②
＝29×13＝377 個
×2＝754 個

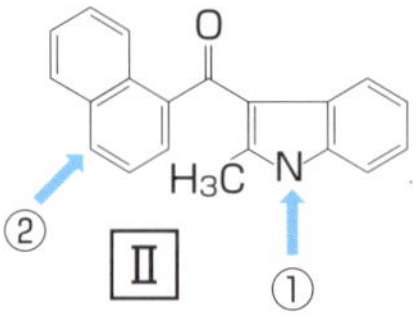

図 2-8　包括指定の概要②

　また、新たに発見された乱用薬物を速やかに指定薬物に指定することとして、指定薬物部会の開催頻度の増加、パブリックコメントの省略、指定薬物省令の公布から施行までの期間を短縮するなどの手続きの見直しによって、指定薬物の迅速な指定を実施しました。また、重大な事件

に関与した危険ドラッグに含まれていた2物質については初めて**指定手続きの特例（特例指定※）**を用いてさらに迅速な指定を行いました。

※特例指定：特に危険性が高いと判断される場合、パブリックコメントの省略に加え、審議会手続を事後了承とし、迅速に指定を行うもの。これまでのパブリックコメントを実施していた頃には、パブリックコメント実施作業以外にも、指定の準備や審議会の開催、その後の事務手続き等について、数ヶ月は必要だったが、この特例指定により、6月24日の池袋の事故を起こした容疑者が所持していた危険ドラッグに含まれていた2物質については、7月15日に指定するというスピード対応が可能となりました。

その結果、平成26年度は101物質を新たに指定し、平成29年12月末時点では、2,368物質が指定薬物となっており、危険ドラッグ販売業者に対する効果的な取り締まりが推進されることとなりました。

10. さらなる取り締まりの強化

さらに、危険ドラッグを販売する店舗への対策として、平成26年8月に初めて指定薬物の疑いがある物品を販売する店舗に対して検査命令・販売等停止命令が実施されました。これは、指定されていない薬物であってもその疑いがある物品を店舗で見つけ、検査命令を実施した場合、その検査結果が出るまでの間の販売の禁止を命じることができるというものです。これまでの未指定薬物、つまり**薬事法で製造や販売が禁止されていないものを装って販売し、指定薬物として指定されるまでの間で売り逃げするといった方式が、崩壊した**といえます。継続的に検査命令や法改正等の対応を実施することにより、のべ107店舗、1,202製品の危険ドラッグの流通を規制し、さらに販売等を広域的に禁止したことなどにより、**平成26年3月時点で215店舗存在した危険ドラッグ販売店舗が平成27年7月にはついに0となりました**（図2-9参照）。危険ドラッグの販売を広域的に禁止することは、医薬品医療機器法の改正によって可能となったもので、それまで検査命令をした店舗にしか及ばなかった販売規制を、製品を告示することによって全国的にかけると

いう内容です。法改正に基づき、検査命令を実施した85製品を告示、さらにインターネットによる危険ドラッグ販売に対しても、販売サイト235サイトに削除要請を実施し、189サイトが閉鎖又は販売停止にさせられています。

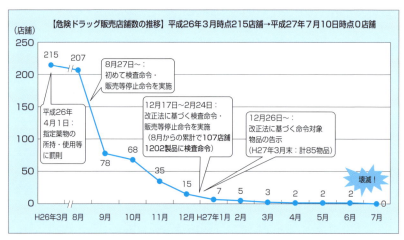

図2-9 危険ドラッグ販売店舗等の取締状況（平成27年度厚生労働白書より）

11. もっと早くから徹底的な対策はできなかったのか

これまで「合法（脱法）ドラッグ」や「合法ハーブ」といった名称で、薬物乱用者自身の健康を害し麻薬等の乱用につながるなど保健衛生上の危害を及ぼす恐れのある物質が含まれている薬物が、危険性の低いような印象を与えて販売されていました。その間も、国は薬事法改正による指定制度等の導入で対応してきました。

これらの薬物の中には、海外では**デザイナードラッグ**とも呼ばれ、化学構造の変換が容易で、規制された化学物質とは一部異なる化学構造を持つ新規成分を作り出すことができるものが含まれます。そのため、政府が指定して規制すると、すぐに新たに一部の構造が異なる薬物

が登場するという、**規制と規制逃れの「イタチごっこ」の状態**が続いていました。包括指定等を活用した迅速な取り締まりを行って、さらに規制のスピードをアップすると、その法の網を潜り抜けようとする製造的にも粗悪な危険ドラッグ等も出現しました。その結果、危険ドラッグ乱用者が重大な交通死亡事故を引き起こしたりする事案や、危険度のより高い危険ドラッグが出現するなど深刻な社会問題となり、総理指示や政府での緊急対策を実施する事態となりました。そこで、これまで説明したような規制に加えてさらなる迅速な規制や取り締まりを政府が一丸となって実施した結果、危険ドラッグの問題が鎮静化されつつあります。

最初から厳しくしていればとの思いはあるかもしれませんが、「違法ドラッグ（いわゆる脱法ドラッグ）対策のあり方について（提言・要旨）（巻末の別添からの抜粋）3）違法ドラッグの所持及び使用の規制に関する考察」にもありますとおり、**いきなり厳しい規制を導入することは難しく、乱用の実態と規制とのバランス等を含め、しっかり吟味しなれければならない側面もあります。**

また、このような薬物乱用対策の難しさは、そう簡単には根絶できないという点にもあります。実際、危険ドラッグに続いて、医療用で全身麻酔・鎮痛に使用される亜酸化窒素（笑気）が、**危険ドラッグの代用**として流通し始めました。この笑気を取り締まっても、また次のものが生み出されるかもしれません。

そういう意味でも「イタチごっこ」が終わったとは言えないのかもしれません。

（別添からの抜粋）
3）違法ドラッグの所持及び使用の規制に関する考察
　3．(1)で述べたように、違法ドラッグ成分の中にはやがて麻薬に指定されるものが含まれており、麻薬に指定された場合には、それらを含有する製品を所持したり、使用することも取締りの対象となる。そこで、違法ドラッグについても所持や使用を規制することができれば、青少年等の乱用の抑止

に一層効果的であり、その方向で検討すべきではないかとの議論があった。
　また、違法ドラッグを人に摂取させる目的で販売や授与を行うことや、そのために所持することは、薬事法により無承認無許可医薬品として規制されている。しかし、現時点で麻薬相当の有害性が立証されたといえない違法ドラッグについて、販売等を予定しない個人的な使用のための所持等までも規制することは、有害性の程度に応じた規制の均衡という観点から、基本的に困難ではないかとの指摘がある。また、5.(2)において可能な法的手当を検討すべきとしたような、流通段階における規制・取締りの強化を図ることによって、興味本位や無思慮、あるいは無規範な考えによる違法ドラッグの入手や使用は相当程度抑制される可能性が高いとの意見もあった。
　違法ドラッグの乱用は決して容認されるものではないが、上記のように、単純所持及び使用の規制について、現時点で直ちに法的な措置として実現の途を探ることは難しいのではないかと考えられる。よって、本提言を踏まえた違法ドラッグ対策の帰趨や成果、また、それら対策が講じられた結果としての違法ドラッグの乱用実態等を十分に把握・検証した上で、麻向法における麻薬や向精神薬の規制とのバランス等を含め、今後検討すべき課題でないかと考えられる。

参考文献
藤井基之 著：『危険ドラッグとの戦い』、薬事日報社、2014
内閣府：薬物乱用対策、内閣府ホームページ
平成27年度版厚生労働白書、厚生労働省ホームページ
脱法ドラッグ対策のあり方に関する検討会、厚生労働省ホームページ

Breaktime

つまり、危険ドラッグ問題は、法律を厳しくしても、また次の薬物問題が発生するということですか？ 何か解決の方法はないのですか？

 どうすればよいと思います？

もっと、めちゃくちゃ厳しい罰則にすればよいのではないですかね。

 麻薬よりも厳しい罰則を危険ドラッグに適用するのは難しいってことだしねぇ……。

それに、すごい罰金や重刑を科しても、それが問題の解決になるのかな。

 そうだね、早速勉強した視点も活きてきたようだね。では、他の視点からも考えてみてはどう？

要は、危険ドラッグのような「もの」を規制するだけでなく、販売する「人」や「お店」をなくせばよいですよね。

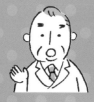それも重要な解決策の一つだね。他には？

供給を断つというのが一つの解決策なら、需要を減らすというのもよい方法ですかね？

そう、まさにそのとおりだと思います。その供給元と需要を減らすということが重要だと思いますし、実際、昔から厳しい取り締まりは行われていました。

取り締まりというと、警察官が行うんですか？

そうだけど、警察官だけでなく麻薬取締官も対応しているんだよ。

麻薬取締官って警察じゃないんですか？

そうか、そのあたりは一般的に知られていないところかもしれないね。では、麻薬の取り締まりについて、元麻薬取締官のお話を聴いてみよう。

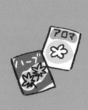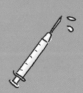

第3章
乱用薬物の規制と取り締まり

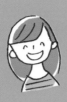

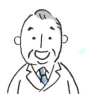
本日はこの前約束したとおり、東北厚生局の元麻薬取締部長にお越しいただき、不正麻薬のみならず正規麻薬への対応についても講義していただきます。

正規の麻薬って……。麻薬ってすべて不正なものじゃないんですか?

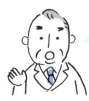
医療用麻薬は不正ではないんですよ。ただし、使い方によっては不正になりますので、そういった点も含めて話を聴いてみましょう。なお、大事な点についてはこれまでの講義と重複する部分もありますが、復習も兼ねてしっかり聴いてください。

1. 法規制の対象となっている薬物とは

　我が国では、違法薬物の乱用を防止するため、表3-1に示すように、麻薬・向精神薬及びその原料を「**麻薬及び向精神薬取締法**」で、アヘン系麻薬の原料となるケシ(芥子)等を「**あへん法**」で、大麻を「**大麻取締法**」で、覚せい剤及びその原料を「**覚せい剤取締法**」で、指定薬物を「**医薬品、医療機器等の品質、有効性及び安全性の確保等に関する法律(医薬品医療機器法)**」で、そしてトルエン、シンナーを「**毒物及び劇物取締法**」で規制しています。規制の対象としているのは、強い向精神作用(興奮作用、抑制作用、幻覚作用)があり、乱用や依存が健康被害や犯罪といった社会問題の原因となる物質とその原料です。また、これらの法律により、規制対象薬物の製造、販売、所持、使用等を医療、学術研究等の正規の目的のみとし、乱用やそれに至る様々な不正行為を禁止し、犯罪者に対しては懲役等の重罰を課しています。
　なお、薬物の分類は、あくまでも我が国の法律に基づくもので、**国際**

第 3 章　乱用薬物の規制と取り締まり

条約では**大麻は麻薬に、覚せい剤及び合成麻薬の一部は向精神薬に分類**されています。また、我が国では、乱用薬物一般を麻薬という場合もありますが、この講義では法律の規定に従い分類します。

表 3-1　法規制されている薬物

法律	分類	種別	物質
麻薬及び向精神薬取締法	麻薬	アヘン系麻薬	モルヒネ、オキシコドン（オキシコンチン）、コデイン、ヘロイン等
		コカイン	コカイン等
		合成麻薬等	フェンタニル、ペチジン、メサドン、MDMA、LSD、2-CB 等
		麻薬原料植物	コカ、マジックマッシュルーム等
	向精神薬	睡眠薬	トリアゾラム（ハルシオン）、ニメタゼパム（エリミン）、ペントバルビタール（ラボナ）等
		精神安定剤	ジアゼパム（セルシン）、クロルジアゼポキシド（コントール）等
		食欲抑制剤	マジンドール（サノレックス）、フェンテルミン等
		鎮痛剤	ペンタゾシン（ソセゴン）、ブプレノルフィン（レペタン）等
		中枢神経興奮剤	メチルフェニデート（リタリン）等
	麻薬向精神薬原料		サフロール、無水酢酸、エルゴタミン、リゼルギン酸等
あへん法			ケシ、あへん、けしがら
大麻取締法			大麻及びその製品（大麻樹脂を含む）。ただし、大麻草の成熟した茎及びその製品、大麻草の種子及びその製品を除く。
覚せい剤取締法	覚せい剤		メタンフェタミン（ヒロポン）、アンフェタミン
	覚せい剤原料		エフェドリン、メチルエフェドリン等
医薬品医療機器法	指定薬物		亜硝酸アミル等の個別指定物質、カンナビノイド系の包括指定物質、カチノン系の包括指定物質
毒物及び劇物取締法	興奮、幻覚又は麻酔の作用を有する毒物・劇物		トルエン、シンナー

薬物乱用の現状と対策（平成 26 年 2 月、厚生労働省医薬食品局監視指導・麻薬対策課）の資料を一部改めた。青字は我が国で医薬品として承認されている物質で、括弧内は代表的な商品名である。

1) 麻薬

① アヘン系麻薬

　代表的な麻薬であるアヘン系麻薬の原料は、植物のケシの未熟果実に傷をつけて得られた乳液を固めたアヘン及びけしがら（ケシの全草又は成熟したケシ果実）の濃縮物です。アヘン及びけしがら濃縮物からはモルヒネ、コデイン、テバイン等が抽出されます。さらに、モルヒネからヘロインやコデインが、テバインからオキシコドンが、コデイン又はテバインからジヒドロコデインが合成されます。アヘン系麻薬を使用すると中枢抑制作用による陶酔感が得られる一方、アヘン系麻薬には強い身体的依存性及び精神的依存性があります。特に**ヘロインは作用が強く、医薬品としての用途もないことから、乱用薬物の中で最も厳格に規制**されています。

　多くのアヘン系麻薬は重要な医薬品であり、**モルヒネ及びオキシコドンはがん性疼痛に対する鎮痛剤**として、**コデイン及びジヒドロコデインは鎮咳剤として風邪薬等のOTC医薬品にも配合される**など汎用されています。また、医薬品の原料となるケシの栽培及びアヘン及びけしがら濃縮物の生産は厳しく管理されており、それぞれの世界での生産量は、アヘン367t（うちインドが280t）、けしがら濃縮物820t（うちオーストラリアが451t）となっています（2014年）。我が国では、医薬品の原料としてアヘンを使用していますが、国の免許を受けたケシ耕作者による生産はごくわずかで（2015年度は2人の耕作者で1kg）、ほとんどをインドから輸入しています（2015年度は79t）。一方、正規の目的より遥かに多量のアヘンがアフガニスタンを中心に違法に生産され（2015年で約5,000t）、ヘロインの密造に使用されています。

　また、我が国ではケシのうち、ケシ（ソムニフェルム種）、アツミゲシ及びハカマオニゲシの栽培が規制されています。一方、ヒナゲシ等の麻薬成分を含まないケシは観賞用として栽培可能です。なお、**欧州で販売されている観賞用のケシの種子の中には我が国で規制対象のものがあり**、過去には誤って購入し栽培した事例が報告されており注意が必要で

す。

② コカイン

コカインはコカという木の葉から精製して得られます。コカの葉は南米のボリビア等では古くから高山病対策に茶として飲用されるなど、現在でも嗜好品として流通しています。

コカインを使用すると興奮作用による妄想幻覚や陶酔感が得られますが、コカインには強い精神依存性もあり、欧米を中心に世界中で乱用されています。コカインは、南米のボリビア、コロンビア、ペルーで大量に密造されおり、2014年の世界での押収量は約700tと報告されています。

一方、コカインは局所麻酔薬として使用されています。しかしながら、その量はわずかで2014年の世界での消費量は168kg、我が国では4kgとなっています。なお、局所麻酔薬として汎用されているリドカイン、プロカインは、コカインの化学構造を参考に開発されました。

③ 合成麻薬等

これらの他にも合成麻薬及び天然物由来の麻薬があり、合成麻薬には医薬品としての用途のあるものとないものがあります。

医薬品として我が国で最も使用されている合成麻薬はペチジンで、モルヒネの化学構造を参考に開発された鎮痛・鎮静剤です（2014年の消費量は63kg）。また、フェンタニルは、注射液が主に麻酔として、パッチ・テープ剤が主に癌性疼痛に対する鎮痛剤として使用されています（2014年の消費量は26kg）。このうち、注射液については、医療関係者が乱用するケースが度々報告されており、学会等からも注意喚起がされています。

また、医薬品としての用途はなく、専ら乱用目的の合成麻薬が数多く規制されています。LSDは、小麦やライ麦等に寄生する麦角菌が産生する麦角アルカロイドに化学反応を加えることで得られますが、強力な幻覚作用があります。また、他にもMDMA、PCPのように医薬品とし

て開発は失敗したものの向精神作用が強いことから乱用され問題となったものや法規制を潜り抜けるために既存の規制薬物を参考に合成された薬物（デザイナードラッグ）があります。

　天然物由来の麻薬には、先に述べたモルヒネやコカイン以外に、**マジックマッシュルーム**等があります。きのこの中には幻覚作用のある成分を含有するものがあり、マヤ文明では宗教儀式に用いられました。現在、幻覚成分のサイロシン及びサイロシビンは麻薬として、これらを含有するきのこ（マジックマッシュルーム）は麻薬原料植物として規制されています。同様に、ペヨーテというサボテンの幻覚成分であるメスカリンや、後で述べる大麻の幻覚成分であるテトラヒドロカンナビノール（THC）も麻薬として規制されています。

2）向精神薬

　睡眠薬、精神安定剤、鎮痛剤等の医薬品は、従来より医薬品医療機器法で規制されていました。しかし、これらの医薬品の中には麻薬より弱いものの依存性があり乱用される恐れのあるものがあり、また、「向精神薬に関する条約（1971年採択）」や「麻薬及び向精神薬の不正取引の防止に関する国際連合条約（1988年採択）」も踏まえて、1990年に「麻薬取締法」を改正し**「麻薬及び向精神薬取締法」**とし、**向精神薬としても規制**することになりました。また、乱用のおそれ及び有害性の程度により**第一種向精神薬、第二種向精神薬、第三種向精神薬**として指定し、それぞれに応じて輸出・輸入、譲渡・譲受・所持等に関する規定を設けました。

3）大麻

　大麻の原料である大麻草は、我が国では古くから、その繊維は衣類、蚊帳等の材料として、繊維を採った後の茎（麻がら）はお盆の迎え火、送り火として焚くため、種は七味唐辛子の材料や下剤としての効果があることから麻子仁と称して漢方薬にも使用されてきました。また、"西麻布"、"麻生"、"大麻"といった麻の付く地名、名前があるように、

身近な植物でした。大麻の幻覚作用の成分は、THC ですが、我が国で栽培されていた大麻の THC 含量は低いこともあり、戦前までは乱用されることはありませんでした。しかし、戦後は大麻取締法で規制し、正規利用のための栽培も都道府県知事の免許を得た大麻栽培者に限定しています（2015 年は全国で 34 名）。

一方、インド産の大麻は THC 含量が高く、古代インドでは大麻の幻覚作用を医療や宗教に利用していました。また、欧米等では 19 世紀以降、大麻吸引が社会問題となり、国際的には麻薬として規制されてきました。現在でも、世界で最も乱用されている薬物といわれています。なお、**我が国で一般的に大麻と称されるのは乾燥大麻**（"マリファナ" ともいい、葉や花穂を乾燥させたもの）で、他に**大麻樹脂**（"ガンジャ" ともいい、花穂の樹脂のみを集めたもので THC 濃度が高い）などがあります。

4) 覚せい剤

覚せい剤取締法で規制するのは、**アンフェタミン及びメタンフェタミン**で、我が国で覚せい剤といえば、通常この二つを指しますが、覚せい作用がある薬物は他にもあり、例えば MDMA、メチルフェニデートはそれぞれ麻薬、向精神薬として規制されています。

このうち、メタンフェタミンは、日本の近代薬学の祖といわれる長井長義が、鎮咳効果のある麻黄から世界で初めてエフェドリンを単離し（1985 年）、さらにエフェドリンからメタンフェタミンを合成しました。その後、メタンフェタミンの中枢興奮作用がドイツで明らかとなり商品化され、1941 年から我が国でも普通薬として**ヒロポン**という名で販売されました。同様に、アンフェタミンは米国でエフェドリンの代替品の研究の中で発見され、その後商品化もされ、我が国でも 1941 年から普通薬としてベンゼドリンという名で販売されました。そして、第二次世界大戦中はそれらの覚せい作用が着目され、各国の軍隊で士気高揚を目的に大量に使用されました。

覚せい剤には強い精神依存性があることから、戦後、各国で一般国民

の中にも乱用が広まり問題となりました。我が国でも、**シャブ**、**エス**、**スピード**、**クリスタル**等の名で出回り乱用され、その結果、一時期を除き薬物事犯の中で戦後一貫して**検挙者数が最も多いのは、覚せい剤事犯**となっています。

5）指定薬物

指定薬物については、第 2 章に詳細な記載があるとおりです。

6）トルエン、シンナー等の有機溶剤

毒物及び劇物取締法で興奮、幻覚又は麻酔の作用を有する毒物又は劇物として、トルエン、シンナー（トルエン、酢酸エチル、メタノールを含有するもの）等が指定され、みだりに摂取又は吸入することやこれらの目的のために所持すること、これらの目的に使用されることが明らかなのに販売、授与することは禁止されています。トルエン等の有機溶剤はペンキの希釈液、接着剤等に幅広く使用されていますが、麻酔作用、酩酊（めいてい）作用、幻覚作用があり、精神依存にもなりやすいとされています。

2．我が国の薬物乱用及び規制の歴史

1） アヘン戦争から第二次世界大戦まで

1840 年に清国と英国との間でアヘン戦争が始まりました。当時、英国は清国から茶、陶磁器等を輸入し、その支払いとしての銀の代わりにインド産のアヘンを売りつけたことから、清国では多く人がアヘン依存となりました。戦争は英国の勝利で終わり、香港は英国に割譲され、清国に入るアヘンの量も増加していきました。こうした状況を知った江戸幕府は、幕末に米国、英国、フランス、ロシア、オランダと結んだ修好通商条約で、アヘンの輸入を禁止しました。

明治時代以降も、政府はアヘンの規制を順次強化しました。1890 年には**阿片法**を制定し、アヘン事業は政府の独占とし、政府が医療用に

限って指定した薬剤師等に売り下げることとしました。また、1920年には「**ハーグアヘン条約（1912年署名）**」に基づき「モルヒネ、コカイン其ノ塩類ノ取締ニ関スル件」が、1930年には「**第二阿片条約（1925年署名）**」に基づき新たに「麻薬取締規則」が制定されました。以上のようにアヘン等に対し規制が整備されたこともあり、我が国の麻薬事犯は少なく、1930年頃までの検挙者は年間100人程度、その後約600人まで増えましたが、戦時下では減少し終戦を迎えました。

2）第二次世界大戦以降

1945年、ポツダム宣言の受諾に伴う連合軍総司令部（GHQ）指令が出され、これに基づく省令（ポツダム省令）により、**麻薬原料植物の栽培禁止、ヘロインの所持等の禁止、麻薬の製造・輸入は厚生大臣の許可制とする**等、麻薬、あへん、大麻に対して規制が行われることとなりました。以下に薬物ごとに乱用の状況及び規制の歴史について説明します。また、直近の薬物事犯の検挙人数は表3-2のとおりです。

表3-2 薬物事犯の検挙人数（2015年）

	麻薬及び向精神薬取締法		あへん法	大麻取締法	覚せい剤取締法	計
	麻薬	向精神薬				
男 性	393	28	1	1,990	8,962	11,374
女 性	76	14	3	177	2,238	2,508
法 人	5	0	0	0	0	5
合 計	474	42	4	2,167	11,200	13,887
内数 暴力団関係者	83	2	0	602	5,758	6,445
内数 麻薬等犯罪前科者	82	7	1	518	7,237	7,845
内数 日本人以外	76	3	1	159	605	844

① 麻薬及びアヘン

麻薬及びアヘンについては、1948年、**ポツダム省令と阿片法を基に「麻薬取締法（旧法）」が制定**され、麻薬取扱者（製造業者、卸売業者、

施用者、研究者等）の許可制、譲渡譲受や施用等の記録義務等が規定されました。また、1950年には、同法に麻薬取締官の規定が追加されました。1953年、「麻薬取締法（旧法）」は正規麻薬に関する規定が厳し過ぎるなど当時の状況に合わなかったことから、麻薬取扱者を免許制とする等からなる新たな「麻薬取締法」が制定されました。しかしながら、ケシの栽培が禁止されていたことにより医療用の麻薬の製造に支障を来たしたことから、1954年、アヘン等の規制を「麻薬取締法」から分離、新たに「あへん法」を制定し、**けしの栽培を許可制として認め、また、アヘンの輸入・輸出・収納及び売渡を国のみができることとしました。**

麻薬の乱用については、先に述べたように戦前、戦中までは限定的でしたが、1957年頃からヘロインの乱用が拡大し、1962年、63年には最大となり、麻薬取締法で検挙された2千人超の大部分がヘロインによる事犯という状況になりました。これは、後に述べる覚せい剤の規制が強化されたことで、密売がヘロインに移行したことによるものです。ただし、1963年の法改正で罰則が強化され、麻薬中毒者の強制入院制度が導入されたことにより沈静化しました。

一方、コカインについては、これまで大きな流行はなかったものの、1980年代よりコカイン事犯は増加し、1992年に過去最高の148人が検挙されました。2015年は103人となっています。

LSDについては、1960年代後半に世界中で乱用が広がり、我が国では1970年に麻薬に指定されました。指定された直後は100人を越す検挙者がありましたが、大きな流行とはならず、2015年は37人という状況です。

我が国では、その後、**合成麻薬の乱用**が問題となりました。中でも最も有名なMDMAは、当初は医薬品として開発されましたが、覚醒及び幻覚作用があることから、アダムやエクスタシーなどの名の錠剤で流通し世界中で乱用されました。我が国でも合法ドラッグ、脱法ドラッグとして乱用が問題となり、1989年に麻薬に指定されました。

また、最近では、既存の規制薬物を参考に合成されたデザイナード

ラッグが問題となりました。そこで、サイロシンと化学構造が類似した 5-MeO-DIPT、アンフェタミンと化学構造が類似した 2C-I など、乱用され有害性が明らかとなったものから順次、麻薬に指定してきました。しかしながら、新規薬物の乱用と麻薬指定はイタチごっこであることから、2007 年から抗精神作用が疑われる物質を「医薬品医療機器法（当時、薬事法）」に基づき速やかに指定薬物に指定し取り締まり、毒性が明らかとなったところで麻薬に指定するようになりました。なお、MDMA 等合成麻薬事犯の検挙者は、2005 年の 472 人が最高で、2015 年は 29 人という状況です。

さらに、マジックマッシュルームは、観賞用と称して露天やインターネットを介して販売されていましたが、中毒事故等も発生したことから、2002 年より麻薬原料植物として規制されています。

② **向精神薬**

1960 年頃より青少年を中心にハイミナール（メタカロン、現在は向精神薬に指定）等の睡眠薬を飲んで「ラリる（意識が朦朧とした状態）」遊びが流行し、1963 年には警視庁の管轄だけでも約 2000 人が補導されました。当時、ハイミナール等は OTC 医薬品として購入可能でした。そこで、「薬事法」に基づく劇薬及び要指示薬（処方箋が必要な医薬品）に指定し、警察の取り締まり強化もあって沈静化しました。

また、1990 年より**向精神薬も**「麻薬及び向精神薬取締法」の規制対象となり、向精神薬事犯の検挙者数は毎年 100 名以下となっています。なお、向精神薬は、幅広く医療現場で使用されていることもあり、**インターネットによる密売**、外部の者や医療関係者による**医療施設からの盗難**、カラーコピー等による**偽造処方箋を薬局へ持ち込むことによる詐取**等がたびたび報告されています。

向精神薬のうちメチルフェニデートは、化学構造が覚せい剤のアンフェタミンの基本骨格と同じであり、覚せい剤と同様の作用を有します。以前はうつ病の治療に使用されていましたが、不正処方や偽造処方箋の事犯といった乱用問題が明らかとなり、2007 年に効能効果からう

つ病は削除され、ADHD（注意欠陥多動性障害）とナルコレプシー（睡眠障害の一つで、場所や状況を選ばず起こる強い眠気）のみとなりました。また、使用は登録された医療機関に限定する等の厳しい流通規制も講じられました。

③ 大麻

大麻については、戦前は「麻薬取締規則」により印度大麻及びその樹脂は規制されていましたが、我が国の大麻は規制されませんでした。ところが、戦後、ポツダム省令で我が国の大麻も麻薬とされ、大麻草の栽培は禁止されました。しかし、我が国では、古くから**大麻草は衣料の原料等**として用いてきた歴史がありました。そこで、GHQとの交渉を経て、繊維及び種子の採取を若しくは研究目的の場合の大麻草の栽培を認める一方、大麻の所持、販売等を規制する**「大麻取締規則」**が1947年に制定されました。1948年には新たに**「大麻取締法」**が制定され、繊維及び種子の採取を若しくは研究目的の場合の大麻草の栽培を許可制とし、大麻の所持等の違反には懲役等の罰則を設けました。その後、**十数回の法改正**があり、現在に至っています。

大麻事犯は、戦前はほとんどなく、戦後も外国駐留軍基地周辺で外国人が関与するものが散発する程度でしたが、1965年頃より外国の風俗に影響を受けた若者を中心に乱用が広まりました。検挙者数も徐々に増加し、2009年には3,087人と最高を記録し、2015年も2,167人と覚せい剤に次ぐ数となっています。また、覚せい剤と比較すると30歳未満の若年層の検挙者が多いのも特徴です。

④ 覚せい剤

戦後、メタンフェタミン（ヒロポン）等の覚せい剤が軍、製薬企業より安価で放出され、混乱した社会情勢の中で覚せい剤の乱用が蔓延しました。そのため、厚生省（当時）は、1948年に「薬事法」の劇薬に、1950年には要指示薬に指定しましたが、効果が上がらなかったことから1951年に覚せい剤取締法を制定し、医療及び研究以外の用途を禁止

し違反に対しては罰則を設けました。しかし、それでも乱用者は減少せず、ピーク時の1954年には検挙者は55,664人となり、潜在的乱用者は約55万人、中毒による精神障害者は約20万人、使用経験者は約200万人と推定されました（**第1次乱用期**）。

そこで、1954年、1955年と二度にわたる法改正で罰則の強化及び覚せい剤原料の規制等が行われ、さらに徹底した取り締まりや国民運動の展開等で乱用は沈静化に向かい、1957年の検挙者は781人となりました。その後、検挙者は1969年まで1,000人以下でしたが、1970年頃より急増し、1976年には1万人を、1980年には2万人を超え、1984年には24,372人と再びピークを向かえ、1988年までは2万人台となりました（**第2次乱用期**）。この背景には、暴力団が資金源として覚せい剤の密輸（韓国、台湾等から）、密売に関与し、また、高度経済成長期の享楽的な風潮の中で青少年にも乱用が広まったことが挙げられます。法改正による罰則の強化や取り締まりの強化で多少の沈静は見たもののその後も年間1万5千人前後が検挙されました。

平成に入り、暴力団に加えイラン人等の外国人密売組織による携帯電話や街頭での密売も横行し、密輸も近隣諸国のみならず世界中から行われる事態となり、その結果、国民に乱用が広まり、検挙者も1996年以降2万人に迫る数となりました（**第3次乱用期**）。そのため、国を挙げての薬物乱用対策が実施され、2006年以降の検挙者数は1万1千〜1万2千人となっています。

⑤ シンナー等有機溶剤

1967年頃より規制が厳しくなった睡眠薬の代わりに、身近に入手できたシンナー等の有機溶剤の乱用が青少年を中心に広まりました。当時、有機溶剤を袋に入れて吸入する行為は、シンナー遊び、あんぱんと呼ばれ、1971年には、全国で49,587人の青少年が不良行為で補導され、乱用による死亡者も100人を超す事態となりました。そこで、1972年に毒物及び劇物取締法が改正され、有機溶剤の乱用、乱用目的の所持、販売等が禁止されました。その結果、法規制直後は検挙補導

される人数は減少しました。しかし、再び増加し1982年には検挙者が36,796人（うち少年は29,254人）と最高を記録しました。そこで、1982年に罰則を強化する法改正が行われ、その後、検挙・補導者は次第に減少し、2016年には351人となっています。

⑥ 麻薬特例法

近年、薬物の不正取引は国際化、組織化が進行していることから、薬物犯罪から生じる不法収益のはく奪及び世界的規模の薬物犯罪取り締まりの国際的協力を図るため、「麻薬及び向精神薬の不正取引の防止に関する国際連合条約」が1988年に締結されました。そこで、我が国でも、1991年に「**国際的な協力の下に規制薬物に係る不正行為を助長する行為等の防止を図るための麻薬及び向精神薬取締法等の特例等に関する法律（麻薬特例法）**」が制定されました。この法律では、コントロールド・デリバリー捜査（泳がせ捜査）、金融機関等による疑わしい取引の届け出制度、不法収益の没収・追徴などが規定され、**国際的な組織犯罪にも効果的に対応できるようになりました。**

3）各国の薬物乱用状況

違法薬物の生涯経験率（過去に1回でも使用したことのある者の率）が各国で調査されており、結果は表3-3のとおりです。我が国は、欧米各国に比べると違法薬物の経験者は少ない状況にあります。その原因の一つは、例えば、一部の国で大麻の使用が合法化されているなど、概して我が国の規制は欧米より厳しいことよると考えられます。ただし、我が国の結果を楽観視すべきではなく、根絶に向けたさらなる取り組みが重要です。

表3-3 主な国の薬物別生涯経験率

	調査年	調査対象者の年齢	生涯経験率（％）					
			大麻	覚せい剤	MDMA	コカイン	ヘロイン	有機溶剤
ドイツ	2009	18～64	25.6	3.7	2.4	3.3	—	—
フランス	2010	15～64	32.1	1.7	2.4	3.7	—	—
イタリア	2008	15～64	32.0	3.2	3.0	7.0	—	—
イギリス	2006	16～59	30.2	11.9	7.5	7.7	—	—
アメリカ	2010	12～	41.9	5.1	6.3	14.7	1.6	—
日本	2011	15～64	1.2	0.4	0.1	0（誤差内）	0（誤差内）	1.6

薬物乱用の現状と対策（平成26年2月、厚生労働省医薬食品局監視指導・麻薬対策課）より。覚せい剤は、日本・米国はメタンフェタミン、その他はアンフェタミン。

3. 薬物事犯の取り締まり

　犯罪捜査を担当する職員を司法警察員といい、犯罪全般を担当する一般司法警察職員（警察官）と、特定の分野を担当する特別司法警察職員（麻薬取締官、海上保安官、皇宮護衛官等）からなります。このうち、**警察官、麻薬取締官、麻薬取締員、海上保安官が薬物事犯を担当**します。また、税関職員も海外から持ち込まれる薬物の水際での取り締まりを実施しています。薬物事犯は、密売による利益が膨大であることから、密輸入から密売の末端に至るまで暴力団関係者等が組織的に関わっていることも多いのが特徴です。そのため、関係機関が連携・協力し、合同捜査が行われることもあります。

　司法警察員のうち麻薬取締官及び麻薬取締員は薬物犯罪を専門としています。麻薬取締官は、「**麻薬Ｇメン**」とも呼ばれ、**厚生労働省の地方支分部局である地方厚生（支）局麻薬取締部**に所属しています。なお、麻薬取締部の所在地は、札幌、仙台、東京（横浜に分室）、名古屋、大阪（神戸に分室）、高松、広島、福岡（小倉に分室）、那覇（支所）で、平成28年の定員は296名です。麻薬取締官は司法警察員として薬物犯罪の捜査を行うとともに、医療機関や医薬品製造所等における正規薬物

の不正流通防止のための指導監督、薬物乱用防止のための啓発活動、薬物中毒者や家族等からの相談業務などを行っています。また、麻薬取締員は、都道府県の職員で、多くは薬務担当部署に所属し、その任務は麻薬取締官と同じです。ただし、麻薬取締員は薬事行政一般も兼務していることが多く、正規薬物に関する指導監督業務が主となっています。なお、麻薬取締官、麻薬取締員とも、多くの職員は薬剤師の資格を有しています。

　麻薬取締官は、内外の捜査機関や情報協力者等から密売や乱用等の情報を日常的に収集・分析しています。そして、薬物犯罪が疑われる場合には、被疑者に対し張り込み、尾行等の内偵捜査を実施し、嫌疑が濃厚であれば、裁判官から強制捜査の令状を取得し、家宅捜索等を行い、違法薬物を押収します。また、被疑者を検挙して取り調べ、同時に、麻薬取締部にいる鑑定官が押収した薬物等を鑑定し、被疑者を供述調書、鑑定書等の関係書類ともに検察庁へ送致します。

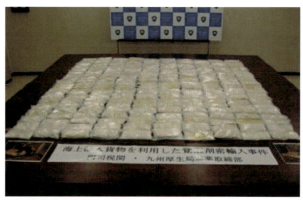

図 3-1　麻薬取締部が密輸犯から押収した覚せい剤
平成 24 年 12 月、九州厚生局麻薬取締部が、門司税関と合同で密輸犯を逮捕し、覚せい剤 108Kg（末端価格で、当時 86 億円相当）を押収した事件（写真は、税関ホームページより）。

4. 麻薬等の正規利用

1）正規利用薬物の監視

　我が国では、モルヒネ、コデイン等の麻薬や多くの向精神薬が医薬品として、また研究目的で使用されています。麻薬等が適正に利用されるためには、関係者（輸入業者、製造業者、卸売業者、医師、薬剤師、栽培者、研究者、患者等）が法律に基づく規制を理解し、順守する必要があります。

　麻薬等を扱う製造業者、医師、研究者等は厚生労働大臣又は都道府県知事等の免許、許可や指定等が必要で、また、保管・管理、廃棄、記録等の規定を順守する必要があります。また、麻薬取締官及び麻薬取締員等の都道府県職員が、立ち入り検査によりこれらの順守状況を確認しています。その結果、我が国では正規の薬物が不正使用される事犯は少ない状況にあります。

2）医療用麻薬の適正使用の推進

　モルヒネ、オキシコドン及びフェンタニルは、**がんの疼痛緩和に必須の医薬品**です。WHO（世界保健機関）も、1986年に「Cancer Pain Relief（がんの痛みからの解放）」で、がん疼痛緩和のための鎮痛剤の使用方法（WHO三段階除痛ラダー）を発表し、麻薬の適正使用を推進しています。しかしながら、**我が国の医療用麻薬の消費量は、欧米の10分の1以下に留まっています**（表3-4）。その理由は、がん疼痛治療に関する系統的な教育が医療関係者に行われていないこと、がん疼痛治療法が確立していることを医療関係者が認識していないこと、麻薬を使用すると依存症になるとの患者側の誤解があること等が考えられています。

　そこで、厚生労働省では「がん緩和ケアに関するマニュアル」を作成し、また平成7年より「**がん疼痛緩和と医療用麻薬の適正使用推進の**

ための講習会」を都道府県ごとに開催し、**医療用麻薬の適正使用を推進**しています。また、平成19年に施行された「がん対策基本法」でもがん疼痛緩和を重要な項目と位置づけ、医療用麻薬の使うことで患者がよりよい治療を享受できるよう様々な対策を講じています。こうした中で薬剤師は、がん疼痛緩和治療における麻薬の有用性や使用方法を理解し、また、患者に対しては、適正に使用した場合に依存は問題とならないことをわかりやすく説明し、不安や誤解を取り除くことが重要です。

表3-4　100万人当たりのモルヒネ等の消費量（2010～2012年、INCBの各年統計による）

	モルヒネ	フェンタニル	オキシコドン	合計
カナダ	2,286	11,401	5,721	19,408
米国	2,098	7,670	7,991	17,759
オーストリア	5,031	11,866	278	17,175
イギリス	1,342	12,334	656	14,332
ドイツ	579	10,950	1,162	12,691
オーストラリア	1,288	7,110	3,296	11,694
デンマーク	1,986	7,251	2,044	11,281
スイス	1,176	8,867	938	10,981
韓国	39	1,840	296	2,175
日本	75	981	127	1,183

単位：S-DDD（統計目的のため、定義された1日の服用量を示し、実際に投与された量を基に算出した特殊単位。数値は、過去3年の平均を表し、遊離塩基に換算した数値。）

参考文献

浦山隆雄：麻薬取締官－薬物乱用の撲滅のために，ファルマシア44巻, 12, 1183頁、2008
警察庁：警察白書（昭和55年）、警察庁ホームページ
厚生労働省医薬食品局監視指導・麻薬対策課：麻薬・覚せい剤行政の概況2016年12月
厚生労働省医薬食品局監視指導・麻薬対策課：薬物乱用と現状　平成26年2月、厚生労働省ホームページ
田所作太郎著：『麻薬と覚せい剤』，星和書店，1998.

武田邦彦著：『大麻ヒステリー』，光文社新書，2009．
藤井基之著：『危険ドラッグとの戦い』，薬事日報社, 2014．
船山信次著：『麻薬のすべて』， 講談社現代新書， 2011．
法務省：犯罪白書（昭和39年、昭和49～52年、平成元年、平成29年），法務省ホームページ
薬物データベース：公益財団法人麻薬・覚せい剤乱用防止センターホームページ
薬物乱用・依存等の実態把握と薬物依存者に関する制度的社会資源の現状と課題に関する研究，平成23～24年度総合研究報告書（平成24年度厚生労働科学研究費補助金報告書）

Breaktime

危険ドラッグと薬物乱用だけではなく、さらに医療用麻薬とその必要性について、理解できましたか？

はい。日本の麻薬に関する規制や監視体制についても知ることができたので、さらに理解が深まりました。

この中から将来、麻薬取締官になる人が出れば頼もしいな。

こういう話を中学や高校でも聴きたかったなぁ。いつも「ダメ。ゼッタイ。」と訴えるビデオを見たり、同じような話を聴いたりする感じだったからなぁ。

本当にそれだけだったかな？中学や高校で、危険ドラッグをはじめとする薬物の乱用について、悪いことだとわかっていながらなぜ使う人がいるのか、その理由や原因については学ばなかった？
それに、最初に配った「薬物のない学生生活のために〜薬物の危険は意外なほど身近に迫っています〜」は読んでくれたかな？

その資料には目を通しましたよ！
中学・高校での教育の現況にも興味があります。

中学・高校で実施されている危険ドラッグや薬物乱用に対する文部科学省の取り組みについては、地域に根ざした薬剤師として学校薬剤師の役割と関わり合いが深いので、そのことも踏まえた解説が必要ですね。

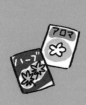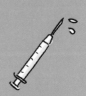

第4章
我が国の薬物乱用防止教育

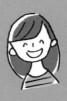

先々週の講義で、先生は薬物乱用対策には供給だけでなく、需要の抑制も必要って言ってたよね。

僕も、薬物乱用の危険性についてみんなが理解すれば、薬物をほしいと思う人が減ると思うんだよね。でも、そのための教育に薬剤師がどう関わるのかな？

さっき先生は厚生労働省や警察庁ではなく、「文部科学省の取り組み」って言ってたよ？

そうだったね。薬物問題に関しては、文部科学省が将来の日本を背負って立つ子どもたちに向けて、早い時期から教育に取り組んでいるみたい。

今回の講義では、薬物問題に関する政府全体の取り組みと若者の薬物乱用の現状を復習しつつ、薬物乱用の未然防止対策として学校で行われていることを解説してもらいましょう。

1. 青少年による薬物乱用の現状

1）我が国の薬物乱用対策

　我が国では、薬物乱用による保健衛生上の危害を防止するために、種々の法律により不正な流通や乱用等の防止を図っています。
　加えて、平成9年1月17日の閣議決定に基づき、薬物乱用対策について、関係行政機関相互の緊密な連携を確保するとともに、総合的かつ

積極的な施策を推進することを目的として内閣に「**薬物乱用対策推進本部**」が設置されました。その後、平成20年12月26日の閣議決定に基づき、「**世界一安全な国、日本**」の復活を目指し、関係推進本部及び関係行政機関の緊密な連携を確保するとともに、有効適切な施策を総合的かつ積極的に推進するため、「犯罪対策閣僚会議」を随時開催することとし、当会議において「銃器対策推進会議」及び「薬物乱用対策推進会議」を随時開催することとなっています。なお、「薬物乱用対策推進本部」が決定した事項については、「薬物乱用対策推進会議」に引き継がれています。

犯罪対策閣僚会議	薬物乱用対策推進会議
主　催：内閣総理大臣 構成員：全閣僚	議　長：内閣府特命担当大臣（薬物乱用対策） 副議長：国家公安委員会委員長、法務大臣、財務大臣、文部科学大臣、厚生労働大臣、国土交通大臣 構成員：総務大臣、外務大臣、経済産業大臣

「薬物乱用対策推進本部」では、薬物乱用対策の基本目標とより具体的な目標を掲げて、それぞれについて現状と問題点及び対策を示しています。

- 薬物乱用防止五か年戦略（平成10年5月）
- 薬物乱用防止新五か年戦略（平成15年7月）
- 第三次薬物乱用防止五か年戦略（平成20年8月）
- 薬物乱用防止戦略加速化プラン（平成22年7月）
- 合法ハーブ等と称して販売される薬物に関する当面の乱用防止対策（平成24年8月30日取りまとめ）
- 第四次薬物乱用防止五か年戦略（平成25年8月）
- 危険ドラッグの乱用の根絶のための緊急対策（平成26年7月18日取りまとめ・平成26年8月7日一部改正）

第四次薬物乱用防止五か年戦略では、以下の5つの目標を示してい

ます。
> 目標1・・青少年（※）、家庭及び地域社会に対する啓発強化と規範意識向上による薬物乱用未然防止の推進　((※)「青少年」とは、乳幼児期から青年期（おおむね18歳から30歳まで）までの者をいう)
> 目標2・・薬物乱用者に対する治療・社会復帰の支援及びその家族への支援の充実強化による再乱用防止の徹底
> 目標3・・薬物密売組織の壊滅、末端乱用者に対する取締りの徹底及び多様化する乱用薬物に関する監視指導等の強化
> 目標4・・水際対策の徹底による薬物の国内流入の阻止
> 目標5・・薬物密輸阻止に向けた国際的な連携・協力の推進

　薬物問題においても、薬物という商品の売買があることから、**需要と供給の双方の抑制が必要**であることは言うまでもありません。その意味から第四次薬物乱用防止五か年戦略の目標1と目標2は需要の抑制、目標3、目標4及び目標5は供給の抑制を目指しています。我が国において乱用されている薬物のほとんどが海外から密輸されたものであり、海外からの人及び物の行き来が年々増している状況下では、取り締まりの強化だけでは薬物の供給を止めることが困難です。そこで薬物を使いたいと思う人すなわち需要を抑制するための施策が重要になり、特にこれまで薬物乱用をしていない小・中・高等学校における**未然防止を目的とした教育**が強く求められています。

2）青少年による薬物乱用の現状に対する政府の認識

　平成25年8月に薬物乱用推進対策会議が決定した「第四次薬物乱用防止五か年戦略」（http://www8.cao.go.jp/souki/drug/pdf/know/4_5strategy.pdfからダウンロード可能）では、平成20年8月に決定された「第三次薬物乱用防止五か年戦略」に基づく諸対策により、最近の青少年の薬物情勢について平成24年中の少年及び20歳代の薬物事犯の検挙人員が5年前の平成19年と比較して明らかに減少する等、一定の

成果が見られると評価しています。一方、青少年の薬物乱用防止に向けては、大麻については依然として若者を中心に乱用されている状況がうかがわれること、また、近年、合法ハーブ等と称して販売される薬物など、**乱用される薬物が多様化**しており、若者への広がりが懸念されていることから今後も継続的な取り組みが必要と考えられています。

　以上の認識に基づき、青少年の薬物問題への未然防止対策として教育や広報啓発の強化が求められています。

第四次薬物乱用防止五か年戦略（薬物乱用対策推進会議、平成25年8月）（抜粋）

目標1　青少年、家庭及び地域社会に対する啓発強化と規範意識向上による薬物乱用未然防止の推進

　青少年による薬物乱用の未然防止には、青少年が薬物乱用の有害性・危険性について正しい知識を持ち薬物乱用を拒絶する規範意識を向上させるとともに、家庭や地域社会において青少年に薬物乱用をさせない環境整備の推進を目指す必要がある。

　平成20年に策定された「第三次薬物乱用防止五か年戦略」の諸対策は、薬物は絶対に使うべきではないと考える児童生徒の割合が高くなるなど規範意識の向上、少年の覚せい剤や大麻事犯の検挙者人員の継続的な減少及びそれらの事犯全体における少年の割合の低下など一定の成果を上げているものと認められる。

　その一方で、大麻事犯については、20歳代の検挙人員においても減少傾向が認められるものの、平成24年中の大麻事犯全体の約45％を占めており、依然として若者を中心に乱用されている状況がうかがわれる。また、近年、合法ハーブ等と称して販売される薬物等、乱用される薬物が多様化しており、若者への広がりが懸念されている。

　このような状況を踏まえ、以下の対策を講ずることとする。
(1)　学校等における薬物乱用防止のための指導・教育の充実強化
(2)　有職・無職少年に対する啓発の推進
(3)　家庭や地域における薬物根絶意識の醸成
(4)　広報啓発活動の強化
(5)　関係機関による相談体制の充実
(6)　合法ハーブ等と称して販売される薬物等、多様化する乱用薬物に関する啓発等の強化

3) 青少年による薬物乱用の現状

　児童生徒等を含む未成年者の薬物乱用を未然に防止するためには、児童生徒等の薬物乱用に対する意識や実態のみならず、関連が考えられる**未成年の喫煙、飲酒**に関する状況を把握した上で対策を進めていく必要があります。

　上記で示した政府の認識の根拠となっている児童生徒等を含む未成年者における喫煙、飲酒、薬物乱用に対する意識や実態を把握するための全国的な調査が実施されています（表4-1参照）。また、未成年者の薬物乱用については、薬物ごとの検挙人員や補導人員及び検挙人員全体に占める未成年者の割合が公表されており、それらの年次推移からも乱用の現状や問題点を考えることができます。

表4-1　未成年者における喫煙、飲酒、薬物乱用に関する調査等の報告書の例

報告書名等	実施母体等	公表年等
薬物等に対する意識等調査報告書	文部科学省	平成9年、平成14年、平成19年、平成25年
飲酒・喫煙・薬物乱用についての全国中学生意識・実態調査	国立精神・神経医療研究センター等 研究代表者：和田清	平成9年から2年ごと
高校生の喫煙、飲酒、薬物乱用の実態と生活習慣に関する全国調査	岐阜薬科大学等 研究代表者：勝野眞吾	平成18年、平成19年、平成24年
未成年者の喫煙・飲酒状況に関する実態調査研究	日本大学等 研究代表者：大井田隆	平成9年、平成12年、平成17年、平成20年、平成24年
平成21年度インターネットによる「青少年の薬物乱用に関する調査」	内閣府	平成22年
平成24年度メディアリテラシーと子どもの健康調査委員会報告書	公益財団法人日本学校保健会	平成25年
薬物・銃器情勢	警察庁	毎年
少年非行等の概要	警察庁	毎年

第4章 我が国の薬物乱用防止教育

① 検挙人員から見た我が国における薬物乱用の現状とその課題

平成 27 年中の我が国における薬物事犯の検挙人員全体（13,524 人）の 81.5%（11,022 人）が覚せい剤事犯であり、薬物事犯根絶に向けて覚せい剤事犯対策が最優先課題であることがわかります。したがって、学校教育においても覚せい剤乱用の有害性・危険性について周知徹底されており、小学校段階から覚せい剤が取り上げられています。

覚せい剤事犯の検挙人員の 51.8% が暴力団構成員、64.8% が再犯者であり、65.0% が 30 及び 40 歳代です。この結果は、覚せい剤事犯対策のターゲットが 30 及び 40 歳代の覚せい剤事犯経験者の暴力団構成員であり、彼らの再犯を如何に防止できるか（適切に社会復帰させるか）が最も重要あることを示唆していると考えられそうです。一方、未成年者の覚せい剤事犯検挙人員は、第三次覚せい剤乱用期のピークといわれる平成 9 年の 1,596 人から年々減少し、平成 27 年には 1／10 未満の 119 人になっています。また、覚せい剤事犯全体に占める未成年者の割合も年々低くなり、平成 9 年の 8.1% から平成 26 年には 0.8% となり、平成 27 年は若干上昇し 1.1% でした。したがって、**未成年者の覚せい剤乱用**の現状は、**改善の傾向**を示しています。

平成 27 年中の我が国における薬物事犯の検挙人員全体の 19.1%（2,101 人）が大麻事犯であり、薬物別に見ると大麻は覚せい剤に次いで 2 番目に検挙人員が多い薬物です。その検挙人員の 28.1% が暴力団構成員、23.2% が再犯者であり、75.7% が 20 及び 30 歳代です。すなわち、覚せい剤事犯と異なり、大麻事犯の多くは、20 及び 30 歳代の一般人であることを示しています。大麻乱用者の行き着く先は覚せい剤の乱用であり、そのような観点から**大麻は覚せい剤の門戸開放薬やゲートウェイドラッグ**などと呼ばれています。したがって、今後も若者に対する大麻乱用防止の啓発は重要です。近年の大麻事犯の検挙人員は、平成 21 年の 2,920 人からここ数年減少傾向が認められていましたが、平成 27 年は少し増加をしており、今後の推移を見守る必要がありそうです。年代別構成比率を見ると、特に 30 及び 40 歳代は明らかな上昇が認められ、**大麻事犯の高齢化**が進みつつあることを示唆しています。一

方、10及び20歳代は明らかな低下が認められています。大麻事犯の検挙人員とその年代別構成比率を踏まえると大麻乱用防止の啓発の優先的なターゲットは、若者の間で大麻の乱用が広がり始め社会的な問題として大きく取り上げられた平成10年代後半に20歳代であり、現在30歳代前半から後半であると考えています。

表4-2に平成27年中の未成年者の覚せい剤及び大麻事犯の検挙人員及びその属性別構成比率を示します。これらの結果から未成年者の薬物乱用の根絶を目指すためには、**有職・無職少年に対する啓発の強化**が不可欠であると考えます。未成年者の大麻事犯の87.5%（126人）が男性であり、これは大麻の乱用が**喫煙経験の有無と大きく関連する**と言われおり、バイト先などで成人喫煙者と同席する機会の多い有職少年の割合が高いこととも合致すると考えています。一方、覚せい剤事犯はすべての年齢層で見れば男性の割合が高いのですが、未成年者に限ると女性が65.5%（78人）を占めています。原因については、明確な研究結果などがあるわけではありませんが、未成年者の薬物事犯では有職・無職少年の割合が高いことを踏まえると、高等学校を中退するなどして居場所を失ったり、早くから社会と関わったりすることで悪い大人、特に男性に女性がだまされてしまっているのではないかと考えられます。したがって、この結果は、薬物事犯は男性の犯罪であるとの先入観を持つことは危険であり、特に青少年では**男女の別なく未然防止対策を進めるべき**であることを示唆しています。

表4-2　未成年者の覚せい剤及び大麻事犯の検挙人員（割合）

	未成年者全体	中学生	高校生	大学生	有職少年	無職少年
覚せい剤	119(100%)	1(0.8%)	14(11.8%)	4(3.4%)	43(36.1%)	57(47.9%)
大麻	114(100%)	3(2.1%)	24(16.7%)	14(9.7%)	68(47.2%)	35(24.3%)

少年非行等の概要（平成27年1～12月）（警察庁、平成28年2月）

内閣府が実施した平成21年度インターネットによる「青少年の薬物乱用に関する調査」の結果では、覚せい剤事犯の中心である30歳代以上では学校での薬物乱用防止に関する学習経験がないと回答した人の割

合は 88.7% であり、当時大麻事犯の中心であった 20 歳代では 36.3% でした。一方、当時の 10 歳代であっても、学習経験がないと回答した人の割合が 10.0% と他の年代と比較して著しく低くなっていました。したがって、検挙人員の薬物別構成比率から見ると我が国の薬物事犯の 96.5% を占める覚せい剤及び大麻事犯において、学校教育を中心とする未成年者に対する未然防止対策は確実な成果を上げつつあるといえます。

なお、**危険ドラッグの乱用状況については、検挙人員の集計が現時点では困難であり不明です。**しかし、乱用される薬物が多様化し、それらが若者中心に乱用されることが懸念されており、薬物乱用状況の把握とその対策立案には検挙人員の結果のみならず、乱用の実態や薬物に対する意識に関する調査結果が大切になります。

② 薬物等に対する意識等調査の結果から見た児童生徒の課題

文部科学省では、表 4-1 に示すように平成 9 年、12 年、18 年に児童生徒の薬物等に対する意識調査を実施しており、平成 24 年 12 月に実施された調査結果を平成 25 年 8 月に「薬物等に対する意識等調査報告書」（文部科学省ホームページ http://www.mext.go.jp/a_menu/kenko/hoken/1338364.htm からダウンロード可能）として公表しています。

覚せい剤等の薬物の使用に関する質問に対して「どんな理由であれ、絶対に使うべきではないし、許されるものではない（以下「絶対に使うべきではない」という。）」と回答した児童生徒の割合は、平成 9 年の調査以降男女ともに概ねいずれの学校種・学年においても段階的に高くなりました。平成 24 年の結果を見ると「絶対に使うべきではない」と回答した児童生徒の割合は、すべての学校種・学年で女子のほうが男子より高く、男女ともに学校種・学年が上がるにつれて低くなり、最も低い高等学校 3 年生男子で 85.3% でした。一方、「1 回くらいなら心や体への害がないので、使ってもかまわない」と回答した割合は、極めて低く、男女ともにいずれの学校種・学年においても 1% 未満でしたが、

「他人に迷惑をかけていないので、使うかどうかは個人の自由である」と回答した児童生徒の割合は、すべての学校種・学年で男子のほうが女子より高く、男女ともに学年が上がるにつれて高くなり、最も高い高等学校3年生男子で7.9%でした。

平成24年の結果報告書では、児童生徒の薬物使用に対する考え方は、その児童生徒の属性（在籍学校所在地の都市規模、罰則の認識、健康影響への認識、学習経験、飲酒への関心、喫煙への関心）の違いによって差があるかについて比較されています。

児童生徒の薬物使用に対する考えは、在籍学校所在地の都市規模によって大きな差が認められていません。この結果は、都市部の子どもは田舎の子どもと比較して薬物等に対する危険性・有害性に対する認識が甘いなどのいわゆる大人が持つステロタイプのイメージと現在の子どもたちの実情が異なることを示唆しているのかもしれません。

薬物についての学習経験の「ある」児童生徒と「ない」児童生徒の間では、薬物使用に対する考えに顕著な違いが認められています。その差が最も大きかった高等学校1年生男子では、学習経験の「ある」生徒の89.3%が「絶対に使うべきではない」と回答していましたが、「ない」生徒では49.1%であり、40.2ポイントの差が認められています。この結果は、児童生徒への指導に際しては基礎的な知識として**健康影響のみならず罰則規定についてさらに周知徹底を図ることが大切**だと示唆するものであるかもしれません。つまり「薬物を使ったり、持っていたりしたらすべて罰せられる」と罰則について厳しい認識を持つ児童生徒では「絶対に使うべきではない」と回答した割合が高くなり、逆に「罰せられることはない」など罰則について甘い認識を持つ児童生徒ではその割合が低くなっており、その差が最も大きかった高等学校2年生男子では35.6ポイントの差が認められています。一方、健康影響については、正しい（厳しい）認識を持つ児童生徒とそれ以外の甘い認識を持つ児童生徒間に「絶対に使うべきではない」と回答した割合に大きな差がなく、最も大きかった高等学校2年生男子であってもその差は7.4ポイントでした。

未成年からの飲酒や喫煙は、将来の薬物乱用のリスクを高める、すな

わち未成年からの飲酒や喫煙が薬物乱用のゲートウェイとなり得るといわれています。しかし、飲酒に関心の「高い」児童生徒と関心の「低い」児童生徒の間には、薬物使用に関する考えに差が認められるものの、その差は大きくなく、最も大きかった中学校3年生男子であっても「絶対に使うべきではない」と回答した割合の差は6.1ポイントでした。これは、**大人社会において飲酒があまりにも一般化し過ぎている**ことが反映されていると考えられます。したがって、学校教育において飲酒の健康影響等について周知徹底を図る必要があると考えます。また、医療関係者からは、**未成年から飲酒が常習化している場合には薬物乱用に至るケースが見受けられる**との指摘があることから、飲酒に関してリスクの高い児童生徒については学校と家庭が連携を図ることが大切です。一方、喫煙について関心の高い児童生徒と関心の低い児童生徒の間では、薬物使用に対する考えに顕著な違いが認められています。その差が最も大きかった中学校2年生女子では、関心の「低い」生徒の93.0%が「絶対に使うべきではない」と回答していますが、関心の「高い」生徒では68.9%であり、24.1ポイントの差が認められています。この結果は、未成年からの喫煙が薬物乱用につながるリスクを上昇させることを示唆すると考えられます。以上の結果を踏まえると**効果的な喫煙防止教育は、青少年の有効な薬物乱用防止につながる**と考えられます。

2. 学校における薬物乱用防止教育の枠組

「1. 青少年による薬物乱用の現状」から、学校における薬物乱用防止教育は青少年の薬物乱用の未然防止に一定の効果を上げており、その継続が求められていることがわかります。そこで小・中・高等学校における薬物乱用防止教育の現状を解説します。

1）小・中・高等学校における薬物乱用防止教育の枠組

「第四次薬物乱用防止五か年戦略」では、学校における薬物乱用防止教育の充実のため、「体育」、「保健体育」、「道徳」、「特別活動」におけ

る指導、「総合的な学習の時間」の例示として示されている「健康」に関する横断的・総合的な課題についての学習活動等も活用しながら、学校の教育活動全体を通じて指導を行うとされています。

薬物乱用の有害性・危険性等の薬物乱用防止の基礎的な事項については、小学校では「体育、保健分野」で、中学校・高等学校では「保健体育、保健分野」においてすべての子どもが履修することとなっており、学校における「薬物乱用防止教育」は、**「体育・保健体育」において行われる授業が中核**であるといえます。

小学校学習指導要領（平成20年3月告示）〔第5学年及び第6学年〕G保健
　(3)エ　喫煙、飲酒、薬物乱用などの行為は、健康を損なう原因となること。

中学校学習指導要領（平成20年3月告示）〔保健分野〕
　(4)ウ　喫煙、飲酒、薬物乱用などの行為は、心身に様々な影響を与え、健康を損なう原因となること。また、これらの行為には、個人の心理状態や人間関係、社会関係が影響することから、それぞれの要因に適切に対処する必要があること。

高等学校学習指導要領（平成21年3月告示）〔科目「保健」〕
　(1)イ　喫煙と飲酒は、生活習慣病の要因になること。また、薬物乱用は、心身の健康や社会に深刻な影響を与えることから行ってはならないこと。それらの対策には、個人や社会環境への対策が重要であること。

また、学校における薬物乱用防止教育については、「体育・保健体育」のみならず「道徳」、「特別活動」、「総合的な学習の時間」なども活用しながら学校教育全体を通して行われています。この中には、薬物乱用の心身への影響等について専門的な知見を有する警察職員、麻薬取締官OB、学校薬剤師等を講師とする以下に示す「薬物乱用防止教室」が含まれています。

2）専門家が児童生徒に行う薬物乱用防止教育（薬物乱用防止教室）

「薬物乱用防止教室」とは、平成10年に決定された「薬物乱用防止

五か年戦略」の中で「学校において、薬物乱用の危険性を熟知している警察職員、麻薬取締官OB、学校医、学校薬剤師等の協力を得て、薬物に対する正しい知識や乱用の恐ろしさについて指導する教育活動。ビデオや副読本等の教材と専門家の経験を踏まえた講話等により児童生徒に薬物の危険性を強く印象づける効果が期待できる。」と示され、警察職員、麻薬取締官OB、学校薬剤師等の協力を得つつ、すべての中学校・高等学校において、少なくとも年1回の薬物乱用防止教室を開催することが求められています。

図4-1に示すように「薬物乱用防止教室」は、学校における薬物乱用防止教育を2階建ての家にたとえるとベースとなる基礎部分ではなく、発展的な内容を伴う2階部分に当たるといえます。

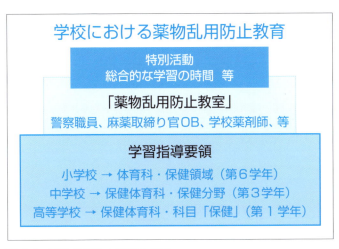

図4-1　薬物乱用防止教育の構造

表4-3に薬物乱用防止教室の開催状況と協力している職種を示します。大学の授業でたとえると必須科目でない授業が多くの学校において実施されているのは、学校現場においても薬物乱用防止教育の重要性が認知されている結果であると考えられます。また、全体で見ると警察職員が講師に呼ばれる割合が最も高いのですが、小学校を見ると薬剤師が

最も呼ばれています。薬剤師（学校薬剤師）がその専門性を生かし地域貢献を果たしている例です。

表4-3 薬物乱用防止教室の開催状況とその講師【平成28年度】

職　　種	小学校 （割合）	中学校 （割合）	高等学校 （割合）	中等教育学校 （割合）	合　計 （割合）
警察職員	5,029 (28.7%)	4,325 (39.5%)	2,149 (48.2%)	20 (44.4%)	11,540 (35.0%)
薬剤師	6,162 (35.2%)	2,532 (23.1%)	653 (14.7%)	8 (17.8%)	9,364 (28.4%)
開催校数 （開催率）	15,889 (77.3%)	9,541 (91.0%)	3,995 (86.3%)	39 (76.9%)	29,461 (82.5%)

（割合）：開催校における職種別の講師の割合（筆者作成）

教育の専門家でない警察職員や薬剤師が子どもたちに効果的に指導するためには、学校との打合せが欠かせません。以下に学校との打合せの流れと講師に求められる講義内容として危険ドラッグの例を示します。

企　画 ： 薬物乱用防止教育の一環として「薬物乱用防止教室」の開催に向けて、「テーマ」、「時期」、「講師」、「教室の形態」等について検討する。
↓
準　備 ： 講師と学校の役割分担等について打合せを行う。
↓
実　施 ： 趣旨説明、講師の紹介等を行う。
↓
事後指導 ： 児童生徒の疑問や質問を聞いたり、感想をまとめたりする。
↓
評　価 ： 実施した成果や課題について話し合い、今後の授業や次年度の「薬物乱用防止教室」の参考とする。

「危険ドラッグ」は、「毒」！
　○　成分が不明
　　　← 同じ名前の商品であっても、品質保証などなく、成分自体が変わっていたり、成分量が変わっていたりすることがある。

← 「合法」、「安全」などとだまして売られており、薬事法又は麻薬及び向精神薬取締法で指定薬物又は麻薬として製造や販売が禁止されている物質が入っていることもある。
○ 薬理作用・毒性が不明
　　← 何が起きるか誰にもわからない。呼吸困難を起こしたり、死亡したりすることもある。また、異常行動を起こして他人に危害を加えたりすることもある。
↓
学校教育のすべきこと　→　薬物乱用防止教育の原則を確認する
信用できない場所で（人が）売っているもの（もらったもの）を体に入れない（食べない、吸わない）

3. これからの薬物乱用防止教育の考え方

　薬物乱用防止教育は、児童生徒が自ら依存性薬物を使用するきっかけそのものを除き、きっかけとなる誘因を避ける、あるいは拒絶することができるようになることを目標としています。その目標達成には、児童生徒が正確な情報に基づく基礎的な知識及び**「生きる力」**を身に付けることが大切です。その際、児童生徒の発達段階を十分考慮した情報伝達が求められています。

　これまで見てきたように、学校における薬物乱用防止教育は一定の成果を上げているといえそうです。しかし、未成年者の薬物乱用は根絶には至っておらず、さらに薬物乱用の害について学んでいるはずの成人においても薬物事犯が認められています。いわゆる「ダメ。ゼッタイ。」**に留まらない取り組みが求められています。**

1）薬物乱用等による依存症患者の治療現場からの提言

　薬物乱用等による依存症患者の治療を専門とする埼玉県立精神医療センター成瀬暢也副病院長によると依存症患者は、①自己評価が低く自信が持てない、②人が信じられない、③本音を言えない、④見捨てられる不安が強い、⑤孤独で寂しい、⑥自分を大切にできないという特徴があ

るそうです。これらは、程度の差こそあれ、依存症患者に限らずいわゆる一般人であっても**多くの人がいくつかは自分に当てはまる**と感じるものではないでしょうか。

　米国の疾病予防管理センター（CDC）は、現代的な健康課題を総合的に捉えるために**青少年の危険行動**という概念を提唱しています。青少年の危険行動とは、①自殺や他殺、不慮の事故に関係する行動、②喫煙、③飲酒、薬物乱用、④性行動（望まない妊娠、HIV等の性感染症）、⑤健康によくない食行動、⑥運動不足であり、以上の行動は相互に関連が強く、思春期にきっかけが起こり、大人になるにつれて進行、固定化するという特徴があるとされています。つまり、これらの危険行動を行う子どもたちには共通の特徴が認められやすく、**思春期以前からの働きかけが大切**であると考えられています。

　上述の成瀬医師は、依存症の臨床現場から見た未成年者の喫煙、飲酒、薬物乱用を防ぐための教職員の児童生徒への対応の視点として①生徒一人ひとりに敬意を持って向き合う、②生徒のよいところを積極的に見つけて伝える、③生徒の自尊感情を育てる対応を心がける、④生徒を選ばない、見捨てない、あきらめない、⑤生徒をコントロールしようとしない、⑥生徒にルールを守らせることにとらわれない、⑦生徒自らが相談してきたことを評価し受け止める、⑧生徒に過大な期待をせず、長い目で見守る、⑨生徒に明るく安心できる場を提供する、⑩生徒の自立を促す関わりを心がけることを提言されています。

　未成年者による薬物乱用の未然防止については、特に学校における学習機会を確保するという観点から生徒や学生にドロップアウトさせないことが大切であると考えます。また、学校は、単に知識の習得の場でなく、未成年者にとっては同世代の仲間や教職員等のいわゆる大人との交流を介した社会生活の場でもあります。したがって、上述の成瀬医師の提言を踏まえた対応は、危険行動を行うリスクの高い児童生徒にだけ行うものではなく、**すべての児童生徒に心がける**ものであると考えます。そのような取り組みが進むことによって子どもたちが安心できる居場所を見つけることができ、その結果として環境整備が進み薬物乱用だけで

なく未成年からの喫煙や飲酒をはじめとする青少年の危険行動の防止につながると考えます。

2) これからの学校における薬物乱用防止教育

　学校における薬物乱用防止教育、特に体育・保健体育科において、健康影響や法規制等を指導することは重要です。1970年代から行われているアメリカの高校生を対象とした継続的な調査結果（Monitor the Future、National Institute on Drug Abuse）では、大麻乱用の危険性の認識と乱用の割合に明確な逆相関が示されており、薬物乱用の危険性・有害性を児童生徒に理解させることは、薬物乱用防止に有効であると考えられます。

　しかし、学校における「保健」の指導の目標は、生涯を通じて自らの健康を適切に管理し、改善していく資質や能力を育てることにあり、**薬物乱用については生涯にわたって拒絶できるように指導すること**が大切です。すなわち教育効果が生涯にわたって継続している必要がありますが、これは薬物乱用の健康影響や法規制等の知識の理解で達成できるものでしょうか。薬物乱用が社会問題となると、特に「脅し教育」は、記憶に留めさせるために有効であると考えられ、これを推奨する人がいます。しかし、1950〜60年代に欧米で行われたいわゆる「知識中心型」あるいは「脅し型」のみの教育は失敗に終わっています。また、上記したように我が国における薬物事犯の多くは、社会的制裁について理解している社会人であるのが実態です。

　そこで、薬物乱用防止教育には、薬物乱用の健康影響や法規制のみならず開始要因等を理解した上でそれらに適切に対処する必要があることを理解できるようにすることが大切であると考えられており、平成20年及び21年の学習指導要領の改訂及び「第四次薬物乱用防止五か年戦略」の決定にもこの考え方が反映されています。

【参　考】

> **中学校学習指導要領解説 保健体育編（平成20年9月、文部科学省）（第1章総説から抜粋）**
> 　喫煙、飲酒、薬物乱用防止に関する内容については、人間関係、社会環境が影響することから、それぞれの要因に適切に対処する必要があることについて示した。

> **第四次薬物乱用防止五か年戦略（平成25年8月、薬物乱用対策推進会議）（目標1から抜粋）**
> 　児童生徒が、薬物乱用の有害性・危険性のみならず、薬物乱用は、好奇心、投げやりな気持ち、過度のストレスなどの心理状態、周囲の人々の影響や人間関係の中で生じる断りにくい心理、宣伝・広告や入手しやすさなどの社会環境などによって助長されること、また、それらに適切に対処する必要があることを理解できるようにし、それらの知識を活用する学習活動を取り入れるなどの指導方法の工夫が行われるよう一層の周知を図る。（文部科学省）

　つまり、動機付けに関わる要因、動機を行動へと結び付ける要因、行動の継続に関わる要因に適切な働きかけをする必要があります。例えば、薬物に対する興味や好奇心は、薬物乱用を開始する動機になり、友達や先輩からの勧めなどはそれを行動へと結びつけ、また継続にも関わってきます。

　中央教育審議会「健やかな体を育む教育の在り方に関する専門部会」は、平成17年に取りまとめた中間報告において「すべての子どもたちが身に付けているべきもの」を審議するに当たって①自他の命を大切にする、②次の世代につながる教育、③情報を収集し正しく理解し判断する力を育成していく、④知識を行動に結び付ける力を育成していくという視点に留意したとされています。これらの視点を持った教育は、現在、「**生きる力**」を育む教育と考えられています。ここで論じられている「生きる力」は、WHO精神保健部局やBotvin, GJらが提唱している「ライフスキル」と極めて近い概念です。「生きる力」や「**ライフスキル**」を育む教育は、理念だけで推し進められる訳ではなく、既に我が国を含め各国においてその具体的な教育方法が研究され、その有効性が検証されています。

（財）日本学校保健会（現：（公財）日本学校保健会）では、文部科学省補助金による「学校保健振興事業」としてライフスキル教育の考え方を大幅に取り入れた「喫煙、飲酒、薬物乱用防止に関する指導参考資料」（小学校編：http://www.gakkohoken.jp/book/ebook/ebook_H210060/index.html#1、中学校編：http://www.gakkohoken.jp/book/ebook/ebook_H220010/index.html#1、高等学校編：http://www.gakkohoken.jp/book/ebook/ebook_H230020/index.html#1）を学校種ごとに作成し、配布しています。これら指導参考資料が広く活用され、学校における喫煙、飲酒、薬物乱用防止教育がさらに充実されることが期待されています。

Breaktime

私たちが小学校から何度も薬物乱用防止について学んできたのは、国の方針でもあったんだ……。

さっきの講義では、薬剤師（学校薬剤師）が教育に関わっているって言っていたけど、具体的にはどんなことをしているのかな？

小学校から高校まで学校に薬剤師がいることすら知らなかったけど、先週の講義で学校薬剤師は結構頑張っているってデータが示されていたよね。

「ダメ。ゼッタイ。」だけではダメってこれまでの先生が言っていたよね。薬物乱用防止教育のあり方も変わってきているのかな？

本学には、地域の小学校や中学校に積極的に出向いて授業などをしておられる先生がいらっしゃるよ。お話を聴かせてもらえないかお願いしてみよう！

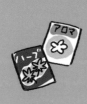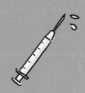

第5章
薬物乱用防止教育の新たな試み
(小・中・高校生への薬物乱用防止教育)

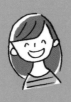

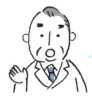
みんなは小学校や中学校、高校でも薬物乱用防止の授業を受けたことがあるよね。「ダメ。ゼッタイ。」の印象が強いみたいだけど、具体的にはどんなことが記憶に残っている？何か覚えていないかな？

そういえば、小学校では発泡スチロールがシンナーで溶けてしまう実験を見せてもらいました。脳にも発泡スチロール同じような性質があって、シンナーを使うと溶けてしまうと聞きました。

中学生の時は、警察の人が来て、薬物のサンプルを見せてもらったり、覚せい剤を使った人の起こした事故の話を聞いたりしたなぁ。

高校では、警察の人から、薬物依存についての説明や、薬物の使用は犯罪だから乱用すると逮捕されることを聞いたよ。

よく覚えているね。学校薬剤師は、そうした薬物の危険性や違法性を教えるだけでなく、薬物に対する的確な判断力を身に付けさせるために、薬の専門家ならではの教育を試みているんだ。さらには自分の大切さ、"自己肯定感"を育む教育もとても大切だよ。

塾でバイトしているけど、子どもに教えるって難しくない？どうやって教えているのかな？

今回の講義では、薬剤師の視点を踏まえた薬物乱用防止教育について、具体的な事例も紹介していただきましょう。

第5章　薬物乱用防止教育の新たな試み（小・中・高校生への薬物乱用防止教育）

　薬物乱用教育を、いつから始め、どのように組み立てていくかに関しては、様々な考えがあります。本章では、薬物の危険性に加え、児童生徒の発育段階に応じた内容を織り込んだ薬物乱用防止教育の取り組みについて紹介します。

　最近の危険（脱法）ドラッグ使用による事故などから明らかになったことは、薬物の入手が比較的容易になり、青少年の薬物汚染が「不良生徒が盛り場で始める」という以前多く見られた様式とは異なってきたことです。**ごく普通の生徒が容易に薬物を入手・使用できる環境**で汚染が広がりつつあります。一方、青少年の薬物乱用者の動機としては、「薬物使用とその効果に対する好奇心があった」、「仲間から誘われて」や「自己の持っている悩みを軽減したい」などが目立ちます。

　こうした現状においては、従来の①「**薬物の危険性や違法性を呼びかける教育**」に加えて、②「**薬物の誘惑・危険性に対して的確に判断し行動する力を高める教育**」が必要となります。医薬品の本来の使用目的が「治療、予防」であること、適正使用には多くのルールがあることを理解することにより、薬物による誘惑に対する判断力を高めることができるのです。「化学物質による安易な健康増進、能力向上、快楽等の誘い」に対して「変だな」という違和感を抱く能力を高めることが重要だと考えられます（図5-1参照）。

　さらに、③「**自己肯定感、自分がかけがえのない存在であるという意識を育む教育**」が必要です。「自己のすばらしさ」「自分の夢」「自分を高める友達、親、先生の存在」を認識させることは、「**大切な自分を壊さないために薬物乱用はしない！**」という強い意志を育みます。私は、小・中・高等学校いずれの薬物乱

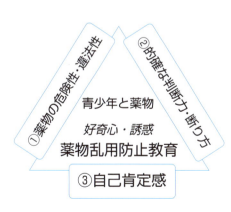

図5-1　薬物乱用防止教育の3つの柱

用防止授業・講演でも、「脳の構造とその素晴らしさ、人のすばらしさ」を組み込むようにしています。

1. 教材の組み立て

1）薬物の危険性・違法性

薬物乱用の怖さとその影響について指導することが大切です。

この項目については、既に取り上げられているので（第1章参照）、ここでは取り上げる主要な項目のみを列挙します。

1）乱用薬物の種類、2）危険ドラッグ、3）興奮作用、4）抑制作用、5）幻覚作用、6）幻聴、妄想、7）耐性、8）依存性、9）フラッシュバック、10）本人への影響、11）家族・友人への影響、12）社会への影響、13）相談窓口

2）的確な判断力・断り方

薬物の誘いに対する的確な判断力として、「変だな」と感じる能力を

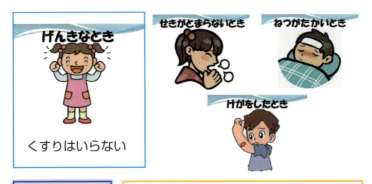

図 5-2　薬の役割

身に付ける事から始めます。薬物の誘いに対して「変だな」と感じ、「誘惑だ」とわかる能力をつけるためには、まず、**薬の役割、正しい使い方**を理解し、それと対比して考えることが大切です（図5-2参照）。

すなわち、薬は病気やけがを早く治すのに役立つもので、病原菌を殺したり、痛みや熱を抑えたりする役割を持つ、健康な状態に戻すためのサポーターであることを理解します。それに対して薬物の場合、多くは**「今よりいいこと、素敵なこと、楽しいことが薬で得られる」**と誘ってきます（図5-3参照）。

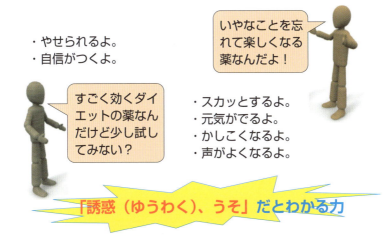

図5-3　薬物の誘い

その対比を、薬物乱用防止教育では図5-4のように説明しています。
薬の場合は、用法・用量、使用上の注意（してはいけないこと。相談すること）等、その使用に多くのきまりがあり、病気やけがの時に薬剤師などの専門家と相談し、正しく使用して、元気になることができます。一方薬物は、使用にきまりがなく、うその情報にそそのかされ、病

気でもけがでもないのに、知らない人あるいは友人・先輩等の専門知識のない人から入手し、誘惑に負けてこっそり使用するものです。その結果、脳が損傷を受け、人間がメチャクチャになってしまいます。この対比が常にできる能力が、薬物を回避する基本になるでしょう。

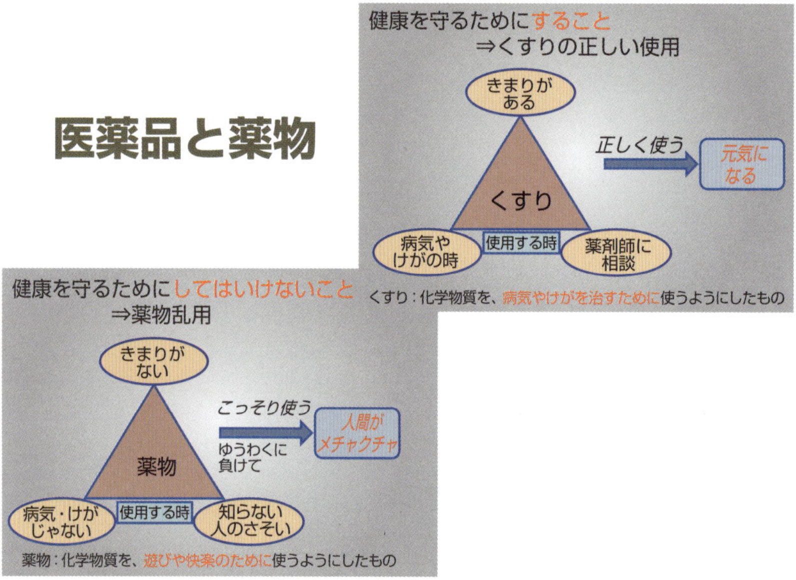

図5-4　医薬品と薬物の対比

3）自己肯定感

薬物の怖さは、脳・神経に作用することにあります。脳は数千億個もの神経細胞のネットワークで構築されており、ヒトの身体の司令塔として様々な機能を果たしています。脳は膨大な量の情報を瞬時に処理し、生命、感情、行動などをすべてコントロールする回路を持っており、そこが破壊されることにより薬物の危険性が現れるのです。**人間の脳が持つ素晴らしさ、「自己肯定感」を伝える**ことで、その素晴らしい脳を破壊する薬物の恐ろしさ、愚かさを際出たせることができると考えています。

第 5 章　薬物乱用防止教育の新たな試み（小・中・高校生への薬物乱用防止教育）

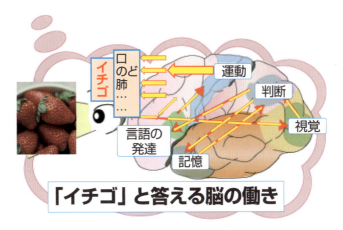

図 5-5　イチゴを見て「イチゴ」と言うまでの脳内情報伝達

　一方で「自己肯定感を育む教育」は、学校教育の基本の一つといえます。薬物乱用教育が、その恐ろしさを教えるだけでなく、児童生徒の「自己肯定感」を育む教育に寄与できることを願っています。
　脳の機能、素晴らしさ、と薬物の影響を考える教材の一部を紹介しましょう。
　生徒にイチゴの絵を見せて、「イチゴ」と声に出してもらいます。例

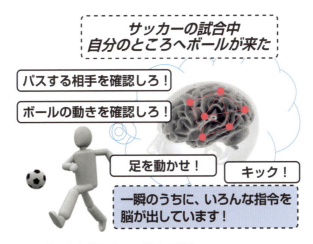

図 5-6　サッカーボールを蹴るまでの脳内の指令

117

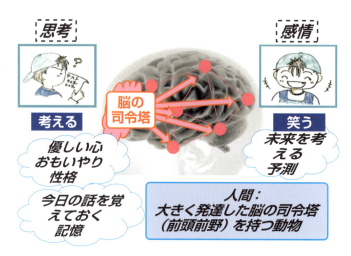

図5-7 思考、感情、記憶などをコントロールする脳

えば、コンピュータが同じことをするにはとても高度な情報処理が必要になるといわれていますが、人間においてはその過程が脳内の情報伝達で、瞬時に行われます（図5-5参照）。また、サッカーボールを受けて、状況判断し相手にキックする行動を瞬時に行うことができるのも、脳内の情報伝達のおかげです（図5-6参照）。

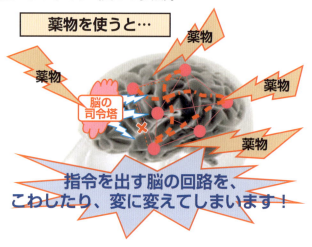

図5-8 薬物が脳に及ぼす影響

さらに、生まれてから今までに育ててきた、優しい心、おもいやり、喜び、悲しみ、そして記憶や予想する力などは、すべて脳でコントロールされています（図5-7参照）。

「そんな脳を私たちは持っているんだ」と伝えることで、自分を再認識する機会を作り出すことを試みています。

薬物を使うとその脳の回路は壊れ、今まで自分で努力し、親や先生、友達との関わりの中で作ってきた**「素敵な脳」**が台無しになってしまいます。「許せないことだろう」と話しながら、一人ひとりに考えてもらうきっかけを作るのです（図5-8参照）。

薬物の怖さ、体に及ぼす影響は、脳の機能が理解できれば、それが壊れた時に起こることとして各自で考えることができます。

4）薬物から自分を守るために

授業の最後では、薬物から自分を守るために大切なことをまとめます（図5-9参照）。

まず「誘い、うそ」だと気づく能力の重要性を、薬の本来の役割などと対比しながら考えます。

次に、自分自身の素晴らしさ、大切さに気づき、薬物の怖さも理解

薬物から自分を守るために：STOP the 薬物

薬物から自分を守る①
「誘い、うそ」だとわかる力

薬物から自分を守る②
あなたを勇気付ける5つのポイント
1. あなたが大切な人・ものは？
2. あなたを大切に思っている人は？
3. あなたが得意なことは？
4. あなたの将来の夢や目標は？
5. 薬物についての正しい知識で自信アップ

図5-9　薬物から自分を守るために

し、「薬物を寄せ付けない自分」を作り上げていくために、大切な5つのポイントを挙げ、一人ひとりが自分のこととして考える時間を設けます（図5-10A、5-10B 参照）。

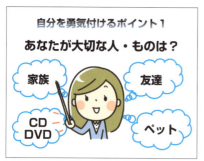
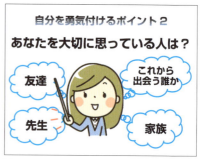

図5-10A　自分を勇気付けるポイント1　　図5-10B　自分を勇気付けるポイント2

2. アンケート結果

　教材を作り実施した授業についての児童生徒からのアンケートは、意図した内容が児童生徒にどのように理解されたかを把握するのに有効な手段です。

1）小学校・授業メモ

　小学校6年生に薬の正しい使い方を加えた薬物乱用防止授業を連続で2時間行った際に、生徒たちが授業中に記録したメモを以下に示します。

　いずれのメモにも、薬と薬物の対比、脳の機能などについて的確な記載がされており、小学生にも内容は伝わっていると思われます。

第5章 薬物乱用防止教育の新たな試み（小・中・高校生への薬物乱用防止教育）

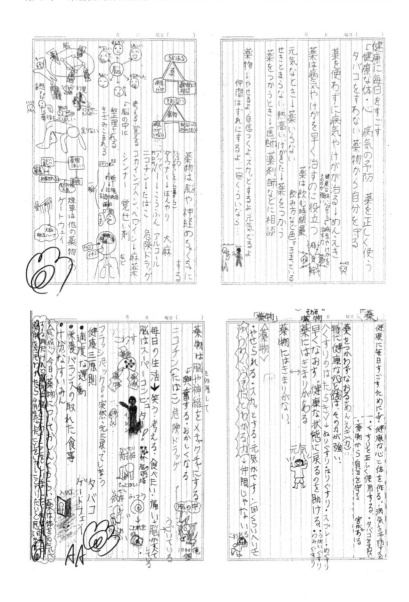

2）小学校・自由記述の感想文

　薬物乱用防止の授業に対する小学生の感想文をいくつか紹介します。

　「この間は薬物についてくわしく教えてくださってありがとうございました。私は今まで薬と薬物のちがいをよく知らなかったけれど、薬は私たちの体を健康に保つことを手伝ってくれて、薬物は脳を縮めてしまう等、体に害を与えるものだとわかりました。そして、**人間の体には自分で病気やけがを治す力がある**ということがわかりました。そのような力はとても大切なものだと思いました。私は、薬物にさそわれても断れる勇気や自信をもてる人になれるようにがんばりたいです。」

　「私は薬物が自分とはあまり関係のないものだと思っていたけれど、話を聞いているうちに、**名前が変えられて売っているものがあることから、身近にも危険がある**ということを感じました。脳が目で見たものを感じとって、いっしゅんのうちに指令を出すことが、子どもの脳でもそんな働きがあると思ったら、人の脳はとてもすごいと思ったし、高性能だと思いました。そして脳は**大切にしなくてはいけないので薬物は絶対に使いたくない**と思いました。薬と薬物の違いをよくわかってから、薬を使うときには安全に使えるようにしたいです。ありがとうございました。」

　「薬物についてたくさんのことを教えてくださり、ありがとうございました。薬物教室で薬物のこわさを改めて知りました。薬物は、脳、心、体にえいきょうすることがわかりました。そのせいで家族の間や友達の間にも問題が起こるのはこわいと思いました。**薬物は、自分にも悪いけど、周りの人にも迷惑がかかってしまう**のだと思います。薬物は小さい物だけど、その小さい物が自分や周りの人にひ害が出るとわかりました。自分の命をなくしてしまうのは、とても悲しいことだと思いました。世界から薬物がなくなればいいなと思いました。色々教えてくださ

り、ありがとうございました。」

「今日は薬物の危険さと、薬の大切な役割について教えてくださりありがとうございました。私は『薬物なんて遠いもの・・・』と思っていました。けれど、今日の話を聞いて、身近にひそんでいるかもしれないと思いました。薬は『体を助ける役割』があり、健康な時には必要ない！！しっかりご飯を食べて健康な体と心をつくっていきたいです。**薬物は、さそわれてもハッキリことわる**。先生がおっしゃっていた『今まで育ててきたステキな、ステキな、ステキな脳がこわれてしまう！！』この言葉が一番印象に残りました。しかも、そのこわれてしまった脳はもうもとにはもどらないと知って薬物のこわさを知りました。**正しく脳と付き合い、自分の体を大切にして生きたいです**。」

3) 中学校感想文

次に、中学校で全校生徒に講演した時の感想文を示します。

中学生の直筆の感想文
中学1年生

> 私が一番印象に残っているのは、薬物乱用して裁判にかけられた人のお母さんの話です。床に押さえつけてぬれたタオルを口にくわえさせたとあったけどその時、どんな気持ちだったのか考えると、とても胸が痛みました。最近では身近なものにも入っている可能性があると聞いてびっくりでした。今日の講義で薬物のこわさを改めて感じたし、一度使ってしまうとやめられなくなり、身体にも影響をおよぼすこと、それによって、家族や友達にも迷わくをかけるといういいことがないということが分かったので薬物には絶対手を出さないようにしたいです。

中学2年生

とても印象に残っているのは、先生が何度も「すてきなすてきなすてきな脳」という言葉を言っていたことです。生まれ持った自分の脳を自分の手で自分の行動ですべて壊れてしまうというのはすごく恐いことだと思います。1度使っただけで「乱用」と呼ばれるというのは初めて聞いてびっくりしました。1度使い、その効果が切れて、また欲しくなり、というのを繰り返してしまい、事故や犯罪などで命を失ってしまうかもしれないなんて、すごく恐いです。友達からもし誘われても断って、自分の未来を壊してはいけないようにしたいと思うし、そんなことをしている友達がいたらその人の未来、将来のために止めさせてあげたいです。自分にとって大切なものは何か、自分の将来の夢は何か、そんなことを改めて思い出してみると薬物の乱用なんてしないで、できたくなると思います。世界から少しでもそういう危険な薬物が無くなればいいなと思います。

中学3年生

今年で薬物乱用防止教室は中学で3回目でした。去年まではちょっとよくわからない所があったり、あまり話についていっていなかったけど、今年は薬物についてよく理解することができました。その中でも、薬物が「バスソルト」や「アロマオイル」というようないかにも安全そうな名前で扱われていることに驚きました。そんな名前だったら私もだまされそうで、今日知れて本当によかったと思いました。先生もおっしゃっていたように、自分の"素敵な"脳と身体を大切にして、大切な人を守れるように まずは自分からしっかり注意していこうと思いました。1人1人の意識で被害を受ける人がいなくなればいいなと思います。

第 5 章　薬物乱用防止教育の新たな試み（小・中・高校生への薬物乱用防止教育）

中学 2 年生の感想

「薬と薬物は使い方が正しいか間違ったものか、何のために使うかそれによって違うんだと思いました。使う目的や方法を理解して、薬を使いたいです。」

「薬はけがや病気をしたりしたときしか使わなかったり、きまりがあったりするけど、薬物は、けがなどではなく、遊びで使っているし、きまりがなかった。一回使うと止めることができないので、恐ろしいと思った。」

「**自分で判断していくことが大事**だということがわかりました。とても大切なことだったので、これから役立てていけたらよいと思います。」

「今日の学習で、薬の役割を知っておくこと、薬の使い方がとても大事なんだと思いました。**薬と薬物の違いがわかったし、薬物の具体的なこわさがわかってよかったです。**」

「薬物に手を出さないためには、自分をコントロールする力が必要だし、いい、悪いをはっきりわかることも大事だと感じた。」

「悩みがあるとかで薬物に頼るのはよくないと思いました。**1 回乱用しただけで、もう後戻りできないんだ**ということを改めて思いました。」

「しっかりと良いことと悪いことを判断することが大事だということを学びました。自分のことは自分で守れる人になります。」

「薬は必要だけれど役割や使い方をしっかりと理解して使うことが大切だとわかった。これからは薬物を使わないのはもちろん、**自分の身は自分で守って、脳を大切にしていきたいと思った。**」

「薬物という悪いものに流されないで、自分の脳を大切にしていきたいです。また**頭痛薬などの薬の用法を守って**使っていこうと思います。」

「悪い薬物に頼らず、自分の力や友達の力で努力したいと思います。」

「改めて脳の働きの大切さ、素晴らしさがわかった。そのような凄い脳をこわす薬物は、絶対に使いたくないと思った。」

「すてきな、すてきな、すてきな脳を守るために、**誘惑に負けないように頑張ろう**と思いました。」

中学3年生の感想
「今まで依存性を軽く見ていたけど、依存性はとても恐ろしいものだなと思った。薬物を一回使ってしまうだけで、脳が覚えてしまって、やめられなくなる、悪じゅんかんにおちいってしまうことがわかりました。今日これを見て、絶対薬物は使ってはいけないと思いました。」

「薬物乱用頭痛というものを始めて聞いて、**きまりを守らないと薬でも薬物乱用になってしまう**ことにおどろき、自分も頭痛持ちなので、気を付けていかないといけないと思いました。」

「普段特に何とも思っていなかった脳が本当にすばらしい物だというのを聞いて、**自分の脳にとても感動**しました。これからも自分の脳を大切にし、これからの人生・受験勉強にはげんでいき、この話をこれからも忘れずにしていきます。」

「腕などの目に見える傷は日がたてば治るが、脳に起こった傷は治らないということが初めてわかった。」

「薬物はものすごく危ない。中学校のうちに健康な体を維持していき

第 5 章　薬物乱用防止教育の新たな試み（小・中・高校生への薬物乱用防止教育）

たいと思いました。薬はいいものじゃないから、元気だったら薬を飲まないようにする。人のさそいにものらないようにしていきたい。」

「薬物の恐ろしさなどがよくわかった。自分は頭痛があるので、薬の使い方には気をつけたいです。」

「脳みそがあんなことになってしまうなんて知りませんでした。けがとか病気のための薬はあるけれど、気持ちが高まったり、勉強ができるようになる薬は確かにないから、将来、変な薬の誘惑には、気をつけようと思った。」

「私の好きな俳優さんは薬物の依存で 34-5（?）才で亡くなっています。なので、今日の講演を聞いて薬物の恐ろしさ、手を出さないという気持ちがもっと強くなりました。現在私の好きな歌手もマリファナに手を出しているといううわさが流れていて、**これ以上だれかを失いたくないし、まわりの友達にも、絶対にダメということを広めたいと思いました**。今ドラッグにおぼれている人に、今日の講演のことを知ってもらいたいし、**このままやり続けるか、やめるかで人生が変わるかも知れない**ことをわかってもらいたい。」

「今日の講演で、『くすり』と『薬物』の違いが良くわかりました。**『今の自分より状態を良くする薬はない』**ということが良くわかり、この先、このことを心に留めて活用していきたいです。」

「このお話を聞いて、**自分はもしかして『薬物乱用頭痛』に近づいているのではないか！**と身の危険を感じました。」

上記のように、中学校でも、薬物の恐ろしさとともに、意図した脳の素晴らしさ、「自己肯定感」についての感想も多く見られます。また、薬と薬物の関連するテーマとして「薬物乱用頭痛」を取り上げたとこ

ろ、複数の生徒から「薬物乱用頭痛」を心配する記述が見られました。今後その取り上げ方についても検討していきたいと思います。

3. 学校全体での取り組み

平成20年に文部科学省から、「薬物乱用防止教育の充実について」に関して、次のような通知が出されました。

「1. 小学校、中学校及び高等学校等においては、児童生徒への薬物乱用防止教育の充実のため、「体育」、「保健体育」、「道徳」、「特別活動」における指導に加え、**「総合的な学習の時間」**の例示として示されている**「健康」に関する横断的・総合的な課題についての学習活動**等も活用しながら、学校の教育活動全体を通じて指導すること。」

これに関する、中学校教員との話し合いの中では、通知で示される教科の他にも、「国語」での薬物で苦しんだ作家の生涯や、「社会・歴史」でのアヘン戦争、「理科・生物」での神経などの授業の時に、少しでも話題にすることも薬物乱用防止教育で有効ではないか、と指摘されました。学校全体として興味ある取り組みになると考えています。

また小学6年生の国語の教科書に、「主張を読み取ろう　自分の脳を自分で育てる　川島隆太」という内容が含まれていることを、担任の先生から薬物乱用防止授業の前に教えてもらいました。国語の授業目標は、脳の構造、前頭前野の働きなどについて作者が述べた内容を文章から読み取ることでしたが、その後の薬物乱用防止授業は、そこで理解した内容を含めることができ、非常にレベルの高いものとなりました。

どちらかというと**指導内容が固定する傾向にある**薬物乱用教育に対し、薬との対比や自己肯定感、そして他の科目との連携など、今後は新しい取り組みも必要と考えて活動しています。

4. 授業を実施してみて

　こうした新たな取り組みは、例年とは違う切り口の話になるので、学校側としてはギャップを感じる部分もあるようですが、意図を説明すると、納得していただける場合が多いです。生徒からも、「『また薬物乱用防止教室か……。またあの話か……』と最初は思ったけれど、いつもと切り口が違っていてとても興味を持って聴くことができた」という嬉しい感想をいただきました。「①薬物乱用の怖さ」については、従来の薬物乱用防止教育の流れを汲んだものではありますが、薬物乱用を「ルールを守らないで薬物を使用すること」と定義し、違法薬物の使用だけでなく、処方薬医薬品の乱用とも絡めて伝えています。その意味で、この問題は、警察官や麻薬取締官だけの領域ではなく、くすり教育（薬の正しい使い方）の側面も持ち合わせたテーマだと考えています。「②自己肯定力の醸成」に関しては、脳の機能の素晴らしさを説明することで、子どもたちに自分の身体の素晴らしさを感じてもらおうと思って話をしています。「こんな素敵な脳に悪影響を与えてしまう薬物は許せないよね」と感じてもらえるように。自己肯定感を感じさせる材料は何でもよいと思いますが、薬物乱用防止教室を通して、「自分の脳ってこんなにすごかったんだ！」「自分って実は大切な存在なのかも？」と、少し「元気な気持ち」になってくれたら本当に嬉しい限りです。

　また、「③何か変だな？と気づく判断力」については、薬剤師が話すと説得力が増すのではないかと思っています。薬は本来、健康な状態の自分に戻すためのものであって、健康な自分をさらによくする薬はありません。子どもたちには、言葉巧みな誘いにだまされることのない判断力を磨いてほしいと願っています。

Breaktime

学校薬剤師って子どもたちに授業することもあるんだ!

これからの薬剤師には、地域の保健、医療、福祉の質を向上させることが求められているよ。学校薬剤師には、地域に根ざした町の科学者として、地域住民にとって身近な存在になってほしいですね。詳しくは、上の学年で学ぶからね。
さて、すべての講義を聴いてどうだったかな?

私は子どもが好きなので、将来、学校薬剤師になって小学生に薬物乱用の怖さを伝えたいと思いました。これから先も学校薬剤師について講義があるはずなので、しっかり聴くようにします。

僕は、麻薬取締官に少し興味がわきました。

ついさっきまで警察官との違いも知らなかったのにねぇ（笑）

まぁまぁ（笑）。私は、危険ドラッグや麻薬の問題は決して他人事ではない、むしろ身近なものなんだなぁと思いました。これからは、かかりつけ薬局や薬剤師が重要になってくると他の授業で言っていたので、これまでに学んだことを地域に還元できる薬剤師になれたらいいな。

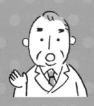

みんなの多くは薬局や病院に勤務するでしょう。これまでの講義では、医療麻薬の管理などについてほとんど取り扱われなかったけれど、それは上の学年でしっかり取り上げますから覚悟しておいてください。

わかりました！

あとがき

　これまでの講義からもわかるように、我が国では薬物問題の根絶に向けて様々な対策が講じられており、一定の成果が示されています。この本の中心的な内容の一つである「危険ドラッグ」については、国内で店舗販売がなくなるなど一見根絶されたかのように見えます。しかし、一般国民には見えにくくなっていますが、ネット販売等の密売は未だあると言われています。また、「危険ドラッグ」が社会問題になった直後には、「シバガス」が若者の間で広がることが懸念されました。このように、薬物問題には終焉はありません。したがって、薬剤師を含め薬物問題に関わるすべての関係者は、薬物問題が社会問題化してからその対処方法を考えるのではなく、沈静化している時期であっても継続的な対策を講じていく必要があります。

　そこに薬剤師が関わっているのです。これからの薬局・薬剤師は、地域に根付き、地域住民の健康の保持増進に寄与することが求められています。この本の中でも何度も取り上げられた「学校薬剤師」は、まさに地域に貢献する薬剤師です。これからも多くの薬剤師（学校薬剤師）が学校における薬物乱用防止教育に関わっていくことが期待されています。我が国は、世界でも極めて希な薬物問題が少ない国です。それは、国民人一人が持つ薬物乱用に対する規範意識が高いことと、その意識を支えるべく私達の諸先輩が継続してきた対策の結果だと思います。この世界に誇るべき我が国の現状を、次世代にも引き継いでいければと願っています。

　この本を通して、一人でも多くの方、特に学生に、我が国の薬物問題に少しでも興味を持っていただければ幸いです。

　最後になりますが、学生にこの本を手にとってもらえるよう学生目線の企画の提案をしていただき、また作成の遅れにも我慢強くお付き合いいただいた薬事日報社の柿下智子様と、その企画の目玉である「Breaktime」で学生の生の声を提案してくれた東京薬科大学薬学部4年生の越智奈津子さんをはじめご協力いただいた東京薬科大学の学生さんに著者一同感謝申し上げます。

執筆者一覧（敬称略）

第1章

嶋根 卓也 （国立研究開発法人 国立精神・神経医療研究センター
　　　　　　精神保健研究所 薬物依存研究部 心理社会研究室長
　　　　　　東京薬科大学 薬学部 非常勤講師）

第2章

安田 一郎 （東京都薬剤師会・衛生試験所 所長
　　　　　　東京薬科大学 常務理事）

益山 光一 （東京薬科大学 薬学部 薬事関係法規研究室 教授）

第3章

松田 勉　　（東京薬科大学 薬事関係法規教室 客員教授）

第4章

北垣 邦彦 （東京薬科大学 薬学部 社会薬学研究室 教授）

第5章

加藤 哲太 （一般社団法人 日本くすり教育研究所 代表理事
　　　　　　東京薬科大学 薬学部 前教授 薬学教育推進センター）

別添

平成17年11月25日

違法ドラッグ（いわゆる脱法ドラッグ）対策のあり方について（提言）

脱法ドラッグ対策のあり方に関する検討会

はじめに

「脱法ドラッグ対策のあり方に関する検討会」は、平成17年2月22日に設置され、これまで6回にわたり、いわゆる脱法ドラッグの現状やその特徴を踏まえながら、その規制方策や乱用防止のための啓発活動のあり方等について議論を重ねてきた。今般、これまでの議論、検討結果をとりまとめたので、ここに報告する。

なお、従前の「脱法ドラッグ」という呼称は、これらが薬事法違反である疑いが強いにもかかわらず、法の規制が及ばないかのような誤ったメッセージを与えかねないため、本検討会では、これを「違法ドラッグ」と変更すべきとの結論に達した。ただし、これまで脱法ドラッグと呼ばれていたものと異なるとの誤解・混乱を生じないよう、当面は「違法ドラッグ（いわゆる脱法ドラッグ）」と括弧書きを付すこととした。そこで本報告書でも、これまでの脱法ドラッグという呼称を改め、違法ドラッグ（いわゆる脱法ドラッグ）（以下単に「違法ドラッグ」と表記。）の呼称を用いている。

1. 違法ドラッグの現状

人為的合成か天然物由来かを問わず化学物質には、麻薬等と同様に多幸感、快感などの効果を期待して摂取されるものがある。それらの中には、やがて乱用に伴う保健衛生上、社会上の危害が顕著となり、また、依存性、精神毒性等の有害性が解明され、麻薬に指定されるなど法的な規制がなされるものもある。（例えば、昭和45年（1970年）に麻薬に指定されたＬＳＤ、同じく平成元年（1989年）のＭＤＭＡなど。）

違法ドラッグは、平成10年頃から一部の薬物マニアの間で流行し始めたと推定され、現在、以下のような状況にある。

(1) 違法ドラッグは、薬事法違反（無承認無許可医薬品）である疑いが強いにもかかわらず、麻薬や向精神薬に指定された成分は含有していないため、アダルトグッズショップ、インターネット等の通信販売などで「合法ドラッグ」「脱法ドラッグ」などと称して半ば公然と販売されており、最近では青少年を中心にその乱用が拡大する傾向にある。

(2) そうした乱用の拡大を背景に、違法ドラッグの過量摂取や数種類の違法ド

ラッグの併用によるものと疑われる中毒等の健康被害や事故（死亡例を含む。）が発生している。さらに、違法ドラッグの使用をきっかけに麻薬や覚せい剤の使用に発展したと思われる事例も知られており、違法ドラッグを通じて薬物乱用に対する罪悪感や抵抗感が薄れる、あるいは、より強い刺激を求める欲求が生じることで、麻薬や覚せい剤等へのゲートウェイ（入り口）となる危険性が高くなっている。

2．違法ドラッグとは
(1) 本検討会で検討した違法ドラッグ

　本検討会においては1．の現状を踏まえ、違法ドラッグの範囲を、実際に依存性等を有するか否かによらず、できる限り幅広くとらえて乱用対策のあり方につき検討を行うため、検討対象を「麻薬又は向精神薬には指定されておらず、麻薬又は向精神薬と類似の有害性を有することが疑われる物質（人為的に合成されたもの、天然物及びそれに由来するものを含む。）であって、専ら人に乱用させることを目的として製造、販売等がされるもの」とした。

　（なお「乱用」とは、本来あるべき用途や目的から外れる使用等を指し、麻薬及び向精神薬取締法（以下「麻向法」という。）第1条にいう「濫用」に相当するものであるが、医学的な定義は必ずしも定まっていないところである。そのため本検討会では、法に抵触するか否かによらず、我が国の社会規範に照らして逸脱と見なされる行為としてより広い概念で捉えている。）

(2) 違法ドラッグの特徴

　こうした違法ドラッグ対策のあり方を検討するに当たって、まずその特徴的な事項として留意すべき点として、以下が挙げられる。

（限られた情報・科学的知見）

　麻薬の化学構造を部分的に変化させた新たな物質や、これまで我が国ではほとんど知られていなかった幻覚性植物等に由来するものが次々と出現しており、また、含有成分がある程度判明した違法ドラッグであっても、容易に販売名や包装形態等を変えて販売がなされるなど、実際にどのような物質が含まれているか不明なまま流通している製品が多い。

　製品に含まれる成分として物質が特定された場合であっても、ほとんどの場合、依存性や精神毒性等の有害性に関して現時点で得られている科学的知見は非常に限られている。

（目的を偽装した販売等）

　違法ドラッグは専ら乱用に供する目的で流通しているが、規制を逃れるため、芳香剤・防臭剤、ビデオクリーナー、研究用試薬、観賞用等と称した上、幻覚等の作用を「誤用防止の注意書き」等で偽装し、あるいは用途を一切標榜しないまま、輸入、販売等がなされているものがほとんどである。

このような場合でも、違法ドラッグを購入、乱用する者は、別途インターネット等を通じて、その摂取方法や効果等に関する情報を得ている。

3. 現行制度における規制と問題点
　これまで違法ドラッグへの規制対応は、麻向法と薬事法の2つの法律により行われており、その具体的な規制内容と問題点は以下のとおりである。
(1) 麻向法による対応
　国では、麻薬又は向精神薬と類似の有害性が疑われる化学物質や基原植物につき、依存性、精神毒性等に関する科学的データの収集、調査を積極的に実施し、かかる有害性が裏付けられ次第、速やかに麻薬等に指定している。いったん麻薬等に指定されれば、それを含有する製品に対しては厳しい取締りがなされることになる。
　平成14年6月、サイロシビン又はサイロシンを含有するきのこ類（いわゆる「マジック・マッシュルーム」）が麻薬原料植物に指定された。また、本年4月には、違法ドラッグの成分からAMT及び5-MeO-DIPTの2成分が麻薬に指定された。更に現在、MBDB及び2C-T-7の2成分について麻薬に指定すべく準備が進んでいる。
(問題点)
　しかしながら麻向法では、個々の物質について有害性を立証した上で、当該物質を麻薬等に指定するため、規制範囲は指定対象となった物質を含有する製品に限定される。そのため、化学構造の類似した新たな物質等が次々と出現し、それらを含有する製品が目まぐるしく交代して流通している違法ドラッグを迅速かつ広範に規制することは難しい。また、有害性が疑われる物質が特定されてから、最終的にそれが麻薬等に指定されるまでには、科学的データの収集等のため少なくとも1〜2年の時間を要するという問題がある。

(2) 薬事法による対応
　違法ドラッグは、専ら人に乱用させることを目的として販売等がなされている。このため国及び各都道府県では、薬事法で定義する医薬品「人の身体の構造又は機能に影響を及ぼすことが目的とされている物」（第2条第1項第3号）に該当し、薬事法に基づく承認や許可を受けずに業として輸入、販売等がなされている医薬品、すなわち無承認無許可医薬品の疑いがあると判断し、監視指導を行っているところである。
(問題点)
　2.(2)で述べたように、違法ドラッグは、人体への摂取を目的としていないかのように偽装される等、薬事法の規制対象となることが立証困難な場合があり、取締りの実効性に支障が生じている。
　また、乱用者自らが違法ドラッグを外国から直接購入し、郵送等で取り寄せる

行為（個人輸入）については、現行の薬事法で規制が設けられていない。近年、インターネットの普及に伴い、一般消費者でも安易に個人輸入を行える状況にあり、特に、青少年が興味本位で違法ドラッグを輸入するおそれが大きくなっている。さらに、国内での販売を目的としながら個人輸入と称して違法ドラッグを大量に輸入している事例や、個人輸入の代行を謳いつつ、実際は国内で販売を行う事例があるなど、個人輸入という形態が悪用されている実態もある。

4．違法ドラッグ規制の視点
　上記3．に示した現行制度における規制とそれらの抱えている問題点を踏まえ、今後、違法ドラッグ対策の強化を進める上で、次の事項を考慮して具体的な方策を検討する必要があるものと考えられる。
　(1) 迅速な規制
　○ 麻薬又は向精神薬と同様の有害性を有することが確認されたものについては、速やかに麻薬等として指定し、厳しい規制を行っていくべきである。
　○ 化学構造の一部を変化させる等により、新たな物質が次々と出現することから、含有物質の有害性に関する科学的知見が必ずしも十分集積されていない段階であっても規制がなされるべきである。
　(2) 広範な規制
　○ 乱用に供する目的で流通している疑いのあるものに対しては、用途の標榜等の如何にかかわらず、危害発生の防止を図る措置がとられるべきである。
　(3) 確実な規制
　○ 取締りが効果的に実施されるような仕組みがとられるべきである。
　○ 乱用者自らが外国から直接購入すること（個人輸入）を含め、違法ドラッグの入手機会を抑えることが考慮されるべきである。

5．違法ドラッグ規制の具体的方策の検討
　こうした視点に立ち、本検討会において違法ドラッグ規制の具体的方策につき、各分野の専門的観点から議論を重ねたところ、おおむね以下のような意見に集約された。
　(1) 麻向法による規制
　まず、違法ドラッグ対策を講じていく上での基本的な前提として、麻薬等と類似の有害性が疑われる化学物質や基原植物について、引き続き依存性、精神毒性等に関する科学的データの収集、調査に積極的に取り組み、かかる有害性が確認され次第、速やかに麻薬等に指定していくこととする。
　その一方で、麻薬等の指定に至るまでの間は有効な規制ができないこと、また、麻薬等と類似の有害性を見出せない物質については、現行の麻向法の枠組みでは規制できないといった諸問題を解決する必要がある。
　これらを解決する方策として麻向法の下で新たに「一括指定制度」あるいは

「暫定指定制度」を導入することが可能であるかどうかについて検討を行ったが、次に示すように、我が国の法体系上困難であると考えられる。

(1) 一定の化学構造を有する物質群を一括して規制対象とする「一括指定制度」については、指定された化学構造を有する物質でも有害性の程度には大きな違いがあり、中には有害性が全く認められないものも含まれる可能性があるため、それらを一律に厳しく取り締まることは、罪刑法定主義及びそれより派生する諸々の刑法理論に照らして問題がある。

(2) 麻薬等に相当する有害性が疑われる物質について、それが立証されるまでの間、暫定的に規制対象とする「暫定指定制度」についても、一定期間内に有害性が立証されずに指定を解除することになった場合、指定期間中に摘発されて有罪となった者の取扱い等について刑事立法上の問題（処罰の必要性及び根拠の問題、国家賠償の問題等）が生じるおそれがある。

したがって、上記の問題を解決するためには、麻向法とは別の法体系による、迅速かつ広範な規制を講じる方策を検討する必要がある。

(2) 薬事法による規制

薬事法は、いわゆる「目的規制」の体系を採用し、有害性の程度や表向きの標榜等の如何によらず、「人の身体の構造又は機能に影響を及ぼすことが目的とされている物」を全般に規制対象としていることから、麻向法に比べて格段に迅速かつ広範な規制が可能である。

しかしながら、現行の薬事法では、上記3.(2)で述べたように、医薬品への該当性を立証しにくい場合が多いほか、乱用に供する目的が疑われる段階での規制や、個人的に使用するためとして輸入される違法ドラッグへの規制が困難である。

こうした現行の薬事法における規制の問題点について改善策を講じることによって、違法ドラッグに対する取締りに、より一層の機動性、実効性を持たせることが可能となるものと考えられる。具体的には、以下の事項に関する法的整備を検討すべきである。

(1) 規制根拠の明確化

違法ドラッグの有効成分として使用（乱用）実態が認められる物質又は物質群（植物及びその加工品等を含む。）をあらかじめ明示し、それらを正当な理由なく含有する製品（＝違法ドラッグ）は、表向き人体摂取を目的としない旨を標榜していたとしても薬事法の規制対象となることを明確にする。

(2) 製品の違法性が疑われる段階での対応

違法ドラッグの有効成分とみなされる物質を含有する可能性がある不審な製品が輸入や販売をされている等、乱用に供する目的で流通していることが疑われる場合には、保健衛生上の危害を未然に防止するため必要な措置を採ることができるようにする。

(3) 流通（輸入）の規制強化

違法ドラッグについては、販売等に対する取締りに加え、個人が外国から直接購入すること（個人輸入）に関しても一定の規制を行い、その入手機会を可能な限り制限する。

(3) 違法ドラッグの所持及び使用の規制に関する考察

3. (1)で述べたように、違法ドラッグ成分の中にはやがて麻薬に指定されるものが含まれており、麻薬に指定された場合には、それらを含有する製品を所持したり、使用することも取締りの対象となる。そこで、違法ドラッグについても所持や使用を規制することができれば、青少年等の乱用の抑止に一層効果的であり、その方向で検討すべきではないかとの議論があった。

また、違法ドラッグを人に摂取させる目的で販売や授与を行うことや、そのために所持することは、薬事法により無承認無許可医薬品として規制されている。しかし、現時点で麻薬相当の有害性が立証されたといえない違法ドラッグについて、販売等を予定しない個人的な使用のための所持等までも規制することは、有害性の程度に応じた規制の均衡という観点から、基本的に困難ではないかとの指摘がある。また、5.(2)において可能な法的手当を検討すべきとしたような、流通段階における規制・取締りの強化を図ることによって、興味本位や無思慮、あるいは無規範な考えによる違法ドラッグの入手や使用は相当程度抑制される可能性が高いとの意見もあった。

違法ドラッグの乱用は決して容認されるものではないが、上記のように、単純所持及び使用の規制について、現時点で直ちに法的な措置として実現の途を探ることは難しいのではないかと考えられる。よって、本提言を踏まえた違法ドラッグ対策の帰趨や成果、また、それら対策が講じられた結果としての違法ドラッグの乱用実態等を十分に把握・検証した上で、麻向法における麻薬や向精神薬の規制とのバランス等を含め、今後検討すべき課題でないかと考えられる。

6. 違法ドラッグ乱用防止のための啓発活動

違法ドラッグの乱用防止を包括的に推進するためには、供給側に対する規制と併せて、違法ドラッグに手を出しやすい層に対して啓発を図っていく必要があり、保健教育、乱用予防等の観点から議論がなされた。

(1) 啓発の重要性

ＷＨＯが発行した2001年世界保健報告（World Health Report 2001）によれば、精神作用物質の使用による精神及び行動の障害（麻薬、アルコール、タバコ等）は、HIV/AIDS、結核等と並んで、国民の健康寿命を損なう原因疾患の上位を占めている。薬物乱用は精神を蝕み、長期にわたる障害や後遺症を引き起こす。薬物乱用防止の啓発は、薬物が人生を破壊することを防ぐための重要な方策

である。
　一方、我が国では、青少年において、違法ドラッグを含めた薬物の危険性に関する認識、理解が十分でないことが指摘されており、青少年と日頃接する機会のある委員からも、これを裏付ける発言があった。
　青少年に違法ドラッグの乱用が誘発される背景には、それが法律に抵触しないものであり、また、無害であるかのように誤解し、抵抗感を薄れさせていることが多いと考えられる。青少年の薬物乱用は、後の人生に大きく影響を及ぼすため、興味本位で手を出してしまうのを防止する啓発活動が特に重要である。

(2) 啓発活動のあり方
　小学校から高校にかけての教育現場において、また、地域社会においても、違法ドラッグを含めた薬物の乱用に関する正しい知識や規範意識を根付かせることを第一とし、教育的観点からの啓発を継続的に行う必要があり、そのための体制を整えることが重要である。
　青少年に対する乱用防止の啓発活動においては、"その薬物が違法であって、乱用は犯罪につながり、社会のルールに反するものだからいけない"というアプローチに加え、"薬物乱用は心身に害を及ぼす（特に違法ドラッグは、将来如何なる障害を生じるか全く未知であるという危険性がある。）ので、自分自身の心身を大切にして、いたずらに薬物に手を出すべきでない"というアプローチが有効であり、こうした両面からの啓発が重要である。

(3) 乱用実態の把握の必要性
　そもそも違法な薬物の乱用については、乱用者がその事実を他人に知られたくないと考えるため、乱用実態の把握は一般に困難である。
　更に違法ドラッグの場合、内容成分の表示もなく販売され、その実体が明らかでないことが多く、また、異なる販売名等で次々と製品が登場するため、如何なる物質が乱用されているのか把握することすら困難である。
　しかしながら、薬物の乱用実態（乱用者の性別、年齢、社会階層等、乱用される薬物の種類、量等）のデータは、その薬物の乱用防止策を策定・実施する際の基礎となるものである。特に乱用防止啓発活動においては、ターゲット集団を特定することが極めて重要である。このため、違法ドラッグの乱用実態についても、可能な範囲で早急に調査を行うべきである。
　また、何らかの薬物によると思われる急性中毒で救急治療を受けた症例の報告を集積することによっても、違法ドラッグの乱用実態の一端を知る有益な情報が得られると考えられ、このような症例をモニターするため、病院ネットワークの構築等を検討すべきである。

7. その他の対策
　5. 及び6. に示した対策の実効性を高めるため、積極的に取り組むべきその他の対策としては以下が挙げられる。

(1) 関係機関間の連携強化
　麻薬や覚せい剤等の乱用防止については、内閣総理大臣を本部長とする薬物乱用対策推進本部の下、薬物乱用防止新5カ年戦略が策定され、政府一丸となって取り組みが推進されている。
　違法ドラッグが麻薬や覚せい剤等の乱用のゲートウェイ（入り口）となるおそれがあることにかんがみれば、違法ドラッグに関しても乱用防止に向けて連携が欠かせない。取締りや啓発等を行う国の機関はもとより、国と地方自治体の間においても、関係者が日頃から円滑な情報共有を図る等、緊密に協力して効果的な乱用防止対策を実施していく必要がある。

(2) インターネット監視の強化
　違法ドラッグは、インターネット上で販売広告、宣伝されていることが多い。インターネットはその手軽さや匿名性等の特性から、青少年が違法ドラッグを安易に入手する環境を形成しやすい。また、違法ドラッグの摂取方法や効果等、乱用を助長する情報の流布に、販売業者等が関与しているケースもあると考えられる。
　国及び都道府県等は、インターネット監視の一層の強化を図り、問題のある広告等を発見した場合には、警告メールの送信や改善指導・命令等の措置を迅速に採ることによって、違法ドラッグの入手機会を減少させるよう努めるべきである。

おわりに
　今般、違法ドラッグの乱用が青少年を中心に拡大している現状にかんがみ、早急に対応を検討し、措置すべきとの認識から、違法ドラッグの規制についての具体的方策、啓発活動のあり方等をここに提言としてとりまとめた。
　今後、本提言を踏まえ、政府において、法的措置を含めた違法ドラッグ対策を検討することとなるが、本検討会の成果が十分に活かされることを期待するとともに、引き続き違法ドラッグを含む薬物乱用対策について、国と都道府県等の地方自治体がこれまで以上に連携して取り組んでいくことを切に要望するものである。

脱法ドラッグ対策のあり方に関する検討会メンバー

板倉 ゆか子（いたくら ゆかこ）	独立行政法人国民生活センター商品テスト部調査役	
今井 猛嘉（いまい たけよし）	法政大学大学院法務研究科教授	
倉若 雅雄（くらわか まさお）	神奈川県衛生部薬務課長	
合田 幸広（ごうだ ゆきひろ）	国立医薬品食品衛生研究所生薬部長	
小沼 杏坪（こぬま きょうへい）	医療法人せのがわＫＯＮＵＭＡ記念広島薬物依存研究所長	
佐藤 光源（さとう みつもと）	東北福祉大学精神医学講座教授	
鈴木 勉（すずき つとむ）	星薬科大学薬品毒性学教室教授	
長岡 邦子（ながおか くにこ）	埼玉県立越谷総合技術高等学校保健体育科教諭	
藤岡 淳子（ふじおか じゅんこ）	大阪大学大学院人間科学研究科教授	
町野 朔（まちの さく）	上智大学法学研究科教授	
南 砂（みなみ まさご）	読売新聞東京本社編集局解説部次長	
三輪 亮寿（みわ りょうじゅ）	弁護士（三輪亮寿法律事務所長）	
和田 清（わだ きよし）	国立精神・神経センター精神保健研究所薬物依存研究部長	

（敬称略　五十音順）

本検討会の開催状況

第1回会合　　平成17年2月22日
(議題)
- ・脱法ドラッグの現状
- ・対策の現状と問題点
- ・脱法ドラッグの範囲　他

第2回会合　　4月27日
(議題)
- ・脱法ドラッグの取締り状況
- ・海外の状況等
- ・「主な論点」の整理
- ・「主な論点1～3」の討議　他

第3回会合　　6月15日
(議題)
- ・「主な論点4及び5」の討議　他

第4回会合　　8月4日
(議題)

・「主な論点6及び7」の討議　他

第5回会合　　9月22日
(議題)
・「脱法ドラッグ」の呼称変更について
・提言案骨子案の討議　他

第6回会合　　11月25日
(議題)
・提言案のとりまとめ　他

用語解説
麻薬：
　中枢神経に作用して精神機能に影響を及ぼす物質のうち、強い依存性を有し、乱用された場合に、保健衛生上の危害及び社会的な弊害（有害作用）を生じるおそれの強いものが、麻薬及び向精神薬取締法（昭和28年法律第14号）で「麻薬」として指定されている。大別すると、次のようなものがある。
　　⑴　あへん系麻薬（モルヒネ、コデイン、ヘロイン等：中枢神経抑制作用）
　　⑵　コカ系麻薬（コカ葉、コカイン等：中枢神経興奮作用）
　　⑶　合成麻薬（ペチジン、フェンタニル等：中枢神経抑制作用
　　　ＭＤＭＡ、ＭＤＡ等：中枢神経興奮作用及び幻覚作用
　　　ＬＳＤ、△9-ＴＨＣ等：幻覚作用）
　なお、メタンフェタミン及びアンフェタミン、大麻、あへんについては、それぞれ個別の取締法＊が制定されているため、麻薬及び向精神薬取締法に基づく「麻薬」には指定されていない。
　＊覚せい剤取締法（昭和26年法律第252号）
　　大麻取締法（昭和23年法律第124号）
　　あへん法（昭和29年法律第71号）

麻薬原料植物：
　麻薬として指定された物質を自然に生成する植物（維管束植物の他、きのこ類等の菌類、コケ類、藻類等を含む。）のうち、麻薬成分を製造（抽出）する基原となり得るものが、麻薬及び向精神薬取締法おいて「麻薬原料植物」として指定されている。
　指定された植物は、その栽培が原則禁止されるほか、法の規定により、それ自体も麻薬として輸出入、譲渡・譲受、所持、使用等が規制されることとなる。
　なお、大麻草及びけしについては、それぞれ個別の取締法＊が制定されているため、麻薬及び向精神薬取締法に基づく「麻薬原料植物」には指定されていない。

＊大麻取締法（昭和23年法律第124号）、あへん法（昭和29年法律第71号）

向精神薬：
　中枢神経系に作用して精神機能に影響を及ぼす物質のうち、麻薬ほど強くはないが依存性があり、乱用されるおそれがある、又は乱用された場合に有害作用を生じるおそれのあるものが、麻薬及び向精神薬取締法で「向精神薬」として指定されている。
　向精神薬には、医療分野で幅広く使用される有用なものがあり、また、乱用された場合の有害性の程度も様々であるので、医療上の有用性と乱用された場合の危険性を物質毎に勘案し、第1種向精神薬、第2種向精神薬及び第3種向精神薬に区分し、これら区分に従って段階的な規制としている。

依存性：
　依存とは、生体と物質（薬物）との相互作用の結果として生じる精神的ときに身体的な状態をいい、その物質の精神的な効果を体験するために、当該物質を連続的あるいは周期的に摂取することへの強迫（欲求）を常に伴っている行動等によって特徴づけられる。
　依存性とは、物質が有する依存を形成する性質のことで、依存形成性ともいう。依存性が「強い・弱い」というのは、依存をより生じやすいかどうかを表したものであって、依存性が弱いとされる物質でも、乱用によりいったん依存が形成されると離脱することは容易でない。

精神毒性：
　薬物の連用によって正常な精神機能、現実認識に障害を来す特性。どのような精神障害を生じるかは薬物によって異なり、例えば、幻覚性麻薬ではパニック障害や不安、大麻では無動機症候群や思考力低下等が知られている。
　我が国において最も問題となっているのは、覚せい剤（メタンフェタミン）に起因する、幻覚や被害妄想等を伴う精神障害であり、日常生活への適応を困難にするのみならず、ときに衝動的に反社会的な行動に至る場合があり、通り魔的な殺傷事件等、重大な社会的危害が発生している。

医薬品：
　薬事法（昭和35年法律第145号）第2条第1項において、「医薬品」とは次のいずれかに該当するものとされている。
　　1　日本薬局方に収められている物
　　2　人又は動物の疾病の診断、治療又は予防に使用されることが目的とされている物であつて、機械器具、歯科材料、医療用品及び衛生用品（以下「機械器具等」という。）でないもの（医薬部外品を除く。）

3　人又は動物の身体の構造又は機能に影響を及ぼすことが目的とされている物であつて、機械器具等でないもの（医薬部外品及び化粧品を除く。）
　薬事法では、医療上必要な医薬品（上記第2号の医薬品）の品質、有効性及び安全性を確保するため種々の規制を設けているのみならず、上記第3号の医薬品について、粗悪な製品の氾濫及びその使用による保健衛生上の危害を防止するため必要な取締りも行われている。

無承認無許可医薬品：
　製造等＊を行い、又は輸入した医薬品を販売又は授与することを、薬事法上「製造販売」といい、同法第12条により、業として医薬品の製造販売を行うには、厚生労働大臣の許可を受けなければならないとされている。
　＊他に委託して製造する場合（委託製造）を含み、他から委託を受けて製造する場合（受託製造）は含まない。
　また、同法第14条により、医薬品の製造販売を行おうとする者は品目ごとに厚生労働大臣の承認を受けなければならないとされており、承認を受けていない医薬品は、同法第55条により販売、授与、又は販売若しくは授与の目的での貯蔵、陳列が禁止され、同法第68条により広告が禁止されている。
　これらに違反する医薬品を総称して、「無承認無許可医薬品」という。
　なお、医薬品を一般に対し販売又は授与するには、薬局又は医薬品販売業として都道府県知事の許可を受けなければならないとされている（同法第24条他）。
　薬事法で規定する医薬品（「医薬品」の項参照。）には、承認や許可を受けることが想定されないようなものも含まれ、違法ドラッグもそのひとつであるが、医薬品全体の安全性の確保を図る観点から、従来より薬事法に基づき、そうした製品の流通を取締り、市場から排除する措置が講じられてきている。

罪刑法定主義：
　ある行為を犯罪として処罰するためには、犯罪とされる行為の内容、及びそれに対して科される刑罰を、予め法律において明確に規定しておかなければならないとする原則であり、憲法第31条、第39条前段、第73条第6号ただし書により規定されている。
　罪刑法定主義より派生する諸々の刑法理論のうち、違法ドラッグ対策の検討においては、特に、次の2つの原則に留意すべきとされた。
　　○　刑罰法規の明確：
　　　刑罰法規の内容は具体的かつ明確でなければならない。
　　○　刑罰法規の適正：
　刑罰法規はその内容においても適正でなければならない。当該行為を犯罪とする合理的根拠があり、かつ、刑罰はその犯罪に均衡した適正なものでなければならない（規制の均衡）。

危険ドラッグ問題の表と裏
～学生に知ってほしいこれからの薬物乱用防止について～

2016年 8 月10日　第一刷発行	
2018年 3 月 6 日　第二刷発行	
2018年11月 9 日　第三刷発行	

著者　加藤 哲太、北垣 邦彦、嶋根 卓也、益山 光一、松田 勉、安田 一郎
発行　株式会社薬事日報社（http://www.yakuji.co.jp/）
　　　〒101-8648　東京都千代田区神田和泉町 1 番地
　　　電話 03-3862-2141　（代表）　FAX 03-3866-8408
印刷・製本　富士リプロ株式会社
イラスト・装幀　株式会社イオック

ISBN 978-4-8408-1363-1
定価はカバーに表示してあります。
乱丁・落丁本がございましたらお取り替えいたします。